EXPOSITION UNIVERSELLE DE 1855, GRANDE MÉDAILLE D'HONNEUR.
Exposition universelle de New-York, 1853, Médaille d'argent.

NOTICES

SUR LES

INSTRUMENTS ET APPAREILS DE CHIRURGIE,

SUR

LES INSTRUMENTS DE CHIRURGIE VÉTÉRINAIRE,

SUR

LA COUTELLERIE

ET SUR DIVERS MOYENS DE FABRICATION

PRÉSENTÉES

A MM. LES MEMBRES DES JURYS

DE L'EXPOSITION UNIVERSELLE DE PARIS EN 1855

PAR

CHARRIÈRE FILS,

SUCCESSEUR DE SON PÈRE,

FABRICANT D'INSTRUMENTS DE CHIRURGIE,
D'INSTRUMENTS DE CHIRURGIE VÉTÉRINAIRE, DE COUTELLERIE;
FOURNISSEUR TITULAIRE DE LA FACULTÉ DE MÉDECINE DE PARIS,
DES HÔPITAUX CIVILS ET MILITAIRES,
DES MINISTÈRES DE LA GUERRE, DE LA MARINE ET DE L'INTÉRIEUR,
DE PLUSIEURS UNIVERSITÉS ÉTRANGÈRES, ETC.;
BANDAGISTE, FOURNISSEUR DES HÔPITAUX MILITAIRES
ET DE LA MARINE.

DEUXIÈME ÉDITION.

PARIS,

CHEZ CHARRIÈRE,

RUE DE L'ÉCOLE DE MÉDECINE, 6, ENTRE LA RUE DE LA HARPE ET LA RUE HAUTEFEUILLE.

DÉPOT A LA LIBRAIRIE MÉDICALE DE H. BAILLIÈRE

A NEW-YORK.

1856

PARIS. — TYPOGRAPHIE HENRI PLON, RUE GARANCIÈRE, 8.

EXPOSITION UNIVERSELLE DE 1855, GRANDE MÉDAILLE D'HONNEUR.
Exposition universelle de New-Yorck, 1853, Médaille d'argent.

NOTICES

SUR LES

INSTRUMENTS ET APPAREILS DE CHIRURGIE,

SUR

LES INSTRUMENTS DE CHIRURGIE VÉTÉRINAIRE,

SUR

LA COUTELLERIE

ET SUR DIVERS MOYENS DE FABRICATION

PRÉSENTÉES

A MM. LES MEMBRES DES JURYS

DE L'EXPOSITION UNIVERSELLE DE PARIS EN 1855

PAR

CHARRIÈRE FILS,

SUCCESSEUR DE SON PÈRE,

FABRICANT D'INSTRUMENTS DE CHIRURGIE,
D'INSTRUMENTS DE CHIRURGIE VÉTÉRINAIRE, DE COUTELLERIE;
FOURNISSEUR TITULAIRE DE LA FACULTÉ DE MÉDECINE DE PARIS,
DES HÔPITAUX CIVILS ET MILITAIRES,
DES MINISTÈRES DE LA GUERRE, DE LA MARINE ET DE L'INTÉRIEUR,
DE PLUSIEURS UNIVERSITÉS ÉTRANGÈRES, ETC.;
BANDAGISTE, FOURNISSEUR DES HÔPITAUX MILITAIRES
ET DE LA MARINE.

DEUXIÈME ÉDITION.

PARIS,

CHEZ CHARRIÈRE,

RUE DE L'ÉCOLE DE MÉDECINE, 6, ENTRE LA RUE DE LA HARPE ET LA RUE HAUTEFEUILLE.

DÉPOT A LA LIBRAIRIE MÉDICALE DE H. BAILLIÈRE

A NEW-YORK.

1856

A ma Mère.

Ma chère Mère,

Je suis heureux de pouvoir t'offrir ce faible hommage de ma vive reconnaissance; j'espère que tu daigneras l'accepter comme gage de mon dévouement. Puisse mon attachement inébranlable être une faible compensation des soins que tu m'as prodigués, toi, modèle d'activité et d'intelligence!

J. Charrière.

AVANT-PROPOS.

Joindre le bon marché à une bonne fabrication est sans contredit une des questions qui doit le plus vivement préoccuper le fabricant. Nous pensons avoir résolu ce problème, et nous pouvons le prouver, car nous sommes en mesure d'indiquer des prix dont l'authenticité ne saurait être mise en doute. Tels sont, par exemple, ceux qui sont indiqués dans les marchés que nous avons passés avec les Ministères de la guerre et de la marine pour nos caissons et cantines d'ambulance pour l'armée de terre, pour nos caisses pour le service des bâtiments de l'État, pour les bandages herniaires, pour les jambes destinées aux hôpitaux militaires et à l'hôtel impérial des Invalides, et enfin pour tous les modèles d'instruments et d'appareils adoptés par l'administration de la guerre.

Tous ces prix ont été fixés dans des adjudications par soumission cachetée, tant pour la fourniture des caisses entières d'instruments que pour la livraison des diverses pièces qui les composent, afin de remplacer les instruments perdus ou avariés.

Nous croyons devoir faire remarquer en passant que nous avons rendu ces fournitures partielles extrêmement faciles par un moyen bien simple; tous nos instruments sont fabriqués d'après un certain nombre de modèles déterminés, que l'expérience de MM. les chirurgiens nous a indiqués comme les meilleurs. Ainsi un instrument a-t-il besoin d'être remplacé par un autre, il suffit de nous le faire savoir, et nous sommes certain d'en envoyer un tout à fait semblable, qui trouvera dans la caisse la place exacte de celui qui doit disparaître.

1.

Nous avons encore passé avec le ministere de la guerre des marchés pour les sacs d'ambulance, pour les sacoches de la cavalerie, contenant les instruments, les produits pharmaceutiques, les objets de pansement; nous avons été appelé à fournir dans les mêmes conditions les boîtes de secours pour le service des chemins de fer, les boîtes de secours pour les asphyxiés, etc.; le prix de tous ces appareils a un caractère d'authenticité incontestable; et, nous n'hésitons pas à le dire, jamais, depuis 1830, aucune fourniture n'avait été faite à des prix aussi modérés. Cependant nous avons apporté d'importantes et utiles modifications aux instruments et aux caisses; ces dernières étaient autrefois en sapin, couvertes en cuir, et maintenant elles sont fabriquées en chêne avec incrustations en cuivre, et fermées avec une serrure et deux tourets.

Nous dirons exactement la même chose des cantines de cavalerie, dont nous avons récemment été chargé, par la commission d'hygiène au ministère de la guerre, d'exécuter les modèles qui viennent d'être adoptés.

Enfin, nous pouvons encore prouver d'une manière incontestable l'exactitude de nos déclarations par la circulaire spéciale relative aux caisses et aux trousses de MM. les élèves stagiaires du Val-de-Grâce, pour lesquels le premier nous avons fabriqué le modèle qui a été adopté.

Il n'est pas d'ailleurs surprenant que nous ayons pu fournir nos produits à des prix aussi réduits. Nous avons, en effet, modifié profondément nos procédés de fabrication, ainsi qu'on peut le voir dans la note spéciale que nous publions à la fin de cette notice. Mais, nous le disons hautement, ce sont ces modifications seules qui ont permis la réduction des prix, et jamais le salaire des ouvriers n'a dû souffrir d'un rabais qui pouvait quelquefois paraître bien considérable.

Sans vouloir entretenir le jury de détails qui pourraient lui paraître oiseux, nous devons dire que tel ouvrage qui était regardé par les ouvriers comme mauvais, en ce sens que travaillant à leur tâche ils ne pouvaient gagner que de petites journées, est maintenant fort recherché, grâce au mode particulier de travail; les bistouris sont dans ce cas. Et d'ailleurs, si le jury désirait s'éclairer sur ce point, qui est de la plus haute importance, nous serions heureux de lui faire visiter nos ateliers, et nos livres de paye sont à sa disposition.

Nous ne nous arrêterons pas ici sur la description de nos procédés, tels que les découpages, les estampages que nous avons décrits dans la note précitée ; il nous suffira de mentionner ici quelques parties de notre outillage qui nous permettent des économies de la plus haute importance. Ainsi, notre moteur à vapeur destiné à faire mouvoir les tours-laminoirs, etc., réduit considérablement les frais de bras. Au lieu de soufflets, nous nous servons d'un ventilateur; notre soufflerie est beaucoup moins dispendieuse, puisqu'il n'est plus besoin de tireurs de soufflet ; de plus, nous avons un travail beaucoup plus régulier, puisque l'on peut régler le courant d'air à l'aide d'un robinet, comme on le ferait pour les liquides.

Le même ouvrier qui conduit la machine à vapeur conduit aussi une petite usine à gaz pour l'éclairage de toute la maison et pour l'appareil destiné au soudage à la lampe, et c'est encore à l'aide du ventilateur que nous faisons arriver un courant d'air sur le gaz, afin d'activer la flamme ; ce procédé nous permet une bien plus grande précision : il remplace donc avantageusement le chalumeau.

Si les frais d'éclairage sont diminués de moitié par les moyens que nous employons, nous utilisons encore le gaz pour la fabrication d'un grand nombre d'articles ; ainsi toutes les lames de moyenne grandeur sont recuites au gaz. Il en est de même des ressorts des bandages herniaires, etc.

L'atelier de mon père était bien vaste pour notre genre d'industrie autrefois si restreinte, récemment nous lui avons donné une extension plus grande encore ; nous occupons actuellement dans l'intérieur 120 ouvriers, gagnant en moyenne de 4 à 10 francs par jour ; nous espérons pouvoir l'agrandir encore, car nous employons au dehors 150 ouvriers environ, tels que polisseurs et polisseuses, gaîniers, etc., etc. Nous voudrions les réunir tous, et les placer à l'intérieur sous une seule et même direction.

C'est au moyen de ces heureuses modifications, qui ont diminué les frais généraux de notre établissement, qu'il nous a été possible de diminuer d'autant le prix de nos produits, qui trouvent un placement très-favorable à l'étranger. Ainsi depuis deux ans nous avons eu à faire les fournitures de l'armée ottomane ; nos produits sont adressés à M. Della-Sudda, pharmacien en chef de l'armée ottomane chargé de la fournitnre des instruments et des médicaments, non-seulement à l'armée turque, mais encore qui traite avec l'administration anglaise. Ces détails nous ont été donnés par les médecins et par un inspecteur général du service de santé de notre brave armée d'Orient. Déjà nous avions antérieurement été chargé de la fourniture de l'armée sarde, de celle de l'armée égyptienne, etc., etc.

Jusqu'ici nous n'avons parlé que de notre fabrication, et ce n'est que çà et là que nous avons dit quelques mots des améliorations que nous avons apportées dans la forme et la qualité des instruments; nous n'avons rien dit non plus des importants perfectionnements qui, dans un assez grand nombre de cas, ont rendu plus faciles, plus promptes et moins douloureuses ces graves opérations à l'aide desquelles le génie de nos chirurgiens a rappelé à l'existence des malheureux voués à une mort certaine. Nous pensons qu'il suffira de parcourir cette notice, et que nous n'avons besoin d'entrer ici dans aucun détail (1). Cependant il me reste quelque chose à dire : je veux parler brièvement de mon passé, et surtout je veux, saisissant cette occasion, payer une dette sacrée en remerciant ici mes maîtres et les dignes ouvriers qui furent mes compagnons de travail, et dont l'expérience m'est encore aujourd'hui si utile.

Mon père a été mon premier maître, c'est dans ses ateliers que j'ai commencé à forger le fer, ce sont ses conseils qui ont guidé mes premiers pas, et ce sont ses conseils qui aujourd'hui encore m'aplanissent ces difficultés qui pour tout autre seraient des écueils; qu'il reçoive donc ici l'expression de ma profonde reconnaissance et de mon sincère attachement : il m'a tout donné, et surtout il m'a laissé un nom, à la vérité bien difficile à porter, mais j'ose espérer que mon courage et mes forces ne me trahiront pas et que je me tiendrai au rang où il m'a placé, lui créateur pour ainsi dire de la coutellerie

(1) Cette notice, destinée aux membres du jury de l'Exposition universelle, ne devait renfermer que la description des instruments inventés ou perfectionnés depuis que je suis à la tête de l'établissement. Je n'y ai pas fait figurer un grand nombre d'instruments imaginés par mon père et dont nous devrions avoir la propriété exclusive, mais qui sont devenus d'un usage tellement général, qu'ils sont tombés dans le domaine public; il en est même quelques-uns qui ont été exposés par nos confrères comme des inventions récentes et à eux appartenant.

chirurgicale. C'est donc à lui que je dois rapporter les quelques succès qui ont déjà couronné le début de ma carrière, tels que la grande médaille à l'exposition universelle de New-York et les éloges qui m'ont été donnés aux expositions de Gênes et de Dublin. Aucune récompense n'a été donnée à Dublin, et comme étranger je ne pouvais être admis au concours de l'exposition *nationale* de Gênes.

Qu'il me soit permis de remercier encore MM. Eschbaum, de Bonn, et Veiss, de Londres, auprès desquels j'ai perfectionné mon éducation, ainsi que le digne M. Hippolyte Guyot, compagnon d'apprentissage de mon père, puis son condisciple et qui depuis quarante ans ne l'a jamais quitté; jamais il ne m'a fait défaut, et ses conseils, sa vigilance m'ont été fort utiles; c'est assez faire d'ailleurs l'éloge de cet homme estimable en rappelant que, pendant ce long espace de temps, il a toujours su, par son esprit de justice envers tous, se concilier l'estime et l'affection de l'atelier tout entier; et M. Delaloy, dont le savoir et l'expérience lui ont permis de nous seconder, qui a su si bien mériter notre confiance absolue.

Enfin, s'il me fallait citer les ouvriers dont l'intelligence et le dévouement ont été si utiles au succès de notre fabrique, il faudrait les nommer presque tous; il en est cependant quelques-uns auxquels nous sommes heureux d'exprimer plus particulièrement notre reconnaissance, tels sont MM. Blanchard, Coutant, Freydier, Gourlin, Leblond, Legrand, Lemonnier, Michod, Regnier et Vaillant.

Mais, il faut le dire, ce n'est pas seulement dans l'atelier que nous devons trouver les notions si utiles à notre travail. Depuis longtemps mon père avait compris que c'était au lit de douleur qu'il devait voir fonctionner les instruments; il ne manquait jamais d'assister aux grandes opérations pratiquées par les Boyer, les Dupuytren, les Larrey, les Sanson, les Bérard, les Blandin, les Roux, etc. Là il n'était pas spectateur impassible : il cherchait les moyens de diminuer la douleur et d'aplanir les difficultés du manuel opératoire, et souvent il lui est arrivé, en revenant de l'hôpital où il avait été témoin des opérations les plus graves, d'improviser les perfectionnements les plus importants.

Il avait compris toute l'utilité que l'on pouvait tirer de l'étude des organes de l'homme; aussi a-t-il voulu que, pendant deux ans, je pusse, par la fréquentation des amphithéâtres, m'initier aux secrets de l'anatomie et de la médecine opératoire. Puis, d'après ses conseils, j'ai suivi la même marche que lui, et j'ai été puiser aux savantes leçons des professeurs de la Faculté et des chirurgiens des hôpitaux ces notions qui sont toujours d'une si grande importance. Nous continuerons à marcher dans la même voie, et, guidé par les conseils des habiles chirurgiens que nous voyons chaque jour, il nous sera encore possible, nous l'espérons, d'apporter quelque amélioration à la disposition des instruments.

Nous fabriquons dans nos ateliers les couteaux fermants, les couteaux fixes, les rasoirs et les ciseaux; mais le défaut d'espace ne nous permet pas toujours de suffire à la consommation : aussi adressons-nous nos modèles à certains fabricants qui, d'après nos indications, nous livrent des produits irréprochables.

Pour les ciseaux, nous signalons :

MM. Vitry et Martin, dont l'usine à moteur hydraulique de Nogent (Haute-Marne), dont les excellents procédés de fabrication permettent de livrer au commerce des produits dignes en tous points de figurer dans cette enceinte.

Pour les couteaux fermants, nous nous adressons à M. Guerre fils, de Nogent (Haute-Marne), qui travaille avec son père. Je suis heureux de saisir cette occasion pour rendre hommage au talent de cet artiste aussi savant que modeste. C'est à lui, ainsi qu'à son frère, notre estimable confrère de Langres, que l'on doit des procédés de fabrication qui sont l'honneur de la coutellerie française; c'est à leur talent et à leur expérience que l'on doit un très-grand nombre d'excellents ouvriers couteliers.

Notre fabrique de Nogent (Haute-Marne), où nous occupons plus de 50 ouvriers, date de plusieurs années. Déjà mon père avait mis en pratique ce procédé économique de fabrication, ainsi qu'il est démontré : 1° par le rapport de M. Goldemberger; 2° par une notice publiée par mon père en 1844 ; 3° par l'article *Trempe* que mon père a fait dans l'*Encyclopédie du dix-neuvième siècle.*

Paris, ce 28 juillet 1855.

J. CHARRIÈRE.

NOTICE

SUR

LES INSTRUMENTS D'ANATOMIE ET DE CHIRURGIE.

ANATOMIE.

Seringues à injections des artères et des veines.

Les modifications que nous avons apportées à la fabrication des seringues ont une assez grande importance pour que nous croyions devoir appeler sur ce point l'attention du jury.

1° Les pistons à double parachute ont depuis longtemps remplacé les pistons garnis en étoupe et en cuir. Nous n'avons pas besoin d'insister sur les avantages de ce perfectionnement, ils ont été sanctionnés par l'expérience.

2° Pour toutes les espèces de seringues, quel que soit leur numéro, excepté pour celles de très-petites dimensions, les pas de vis internes et externes et le diamètre des tiges à frottement sont les mêmes, de telle sorte que les canules d'une seringue et les tubes à injections gros ou fins peuvent s'adapter à toutes indistinctement.

3° Toutes les seringues, à partir du numéro 6, portent dans leur partie moyenne un collier circulaire qui leur donne de la force, et en même temps sert à recevoir des manches-poignées qui s'y montent à vis. Ces manches ont tous également le même pas de vis, vont à toutes les seringues, et ont remplacé le collier articulé que l'on employait autrefois pour recevoir les poignées, et qui nécessitait un surcroît de dépense, puisqu'il en fallait un spécial pour chaque seringue de différent calibre.

Nous avons gradué 12 canules; une, privée de bourrelet à son extrémité, permet d'y monter à frottement six autres petites canules assorties pour injections des veines et pour injections partielles des petites artères. Les numéros de ces canules se rapportent aux numéros correspondants de notre filière métrique; par ce moyen, il suffit, dans les demandes, d'indiquer les numéros que l'on désire.

Appareils à injections lymphatiques au mercure.

Depuis plusieurs années nous avons substitué, d'après les indications de M. Sappey, aux tubes de verre si embarrassants et si fragiles, des tubes en caoutchouc vulcanisé. Mais la modification la plus importante est celle qui porte sur le robinet. Ainsi nous avons remplacé l'ancien robinet tournant par un robinet à pression. Il suffit de presser pour ouvrir le robinet. Dès que la pression cesse il se trouve naturellement fermé; pour avoir une ouverture continue, il suffit de relever l'anse A et de serrer la vis B qui remplace le doigt (fig. 1).

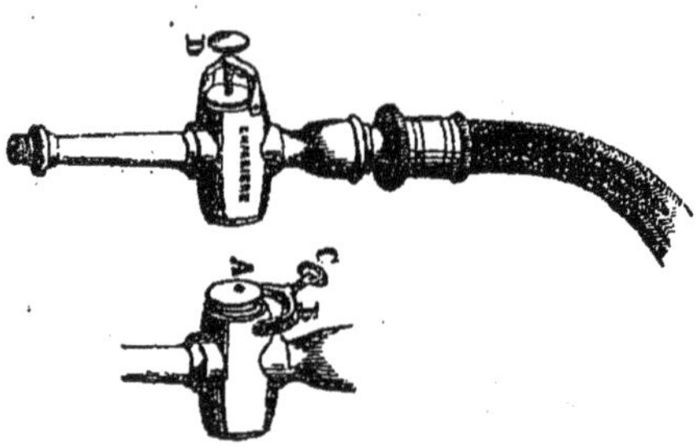

(Fig 1.)

Seringue à injections de M. Robin.

Seringue pour les injections des mollusques.

Boîte-trousse d'anatomie.

Boîte ordinaire d'anatomie.

Nous avons remplacé l'ancienne boîte en bois, très-fragile et très-incommode, par une boîte métallique d'un plus petit volume et recouverte par de la toile cirée pour les boîtes ordinaires, ou par du cuir, du maroquin pour les boîtes de luxe. Les chevalets sont également en zinc découpé au balancier. Nous avons remplacé les deux crochets qui fermaient fort mal la boîte, et se détachaient fort souvent, par la fermeture à touret.

Boîte plus complète.

Cette boîte n'a qu'un très-petit volume et renferme néanmoins un grand nombre d'instruments, tels que scie à dos mobile, scie à manche démontant, ciseaux, burin, marteau, tube à insuffler, des aiguilles à sutures, des épingles, etc.

Boîte d'anatomie microscopique.

Dischotome (nouveau modèle). Cet instrument se compose de deux lames que l'on rend parallèles au moyen de deux vis de pression. Les deux tiges sont assemblées à tenon. Le verrou a été remplacé par une vis; de cette manière, au lieu d'avoir un écartement limité, on peut le graduer à volonté (fig. 2).

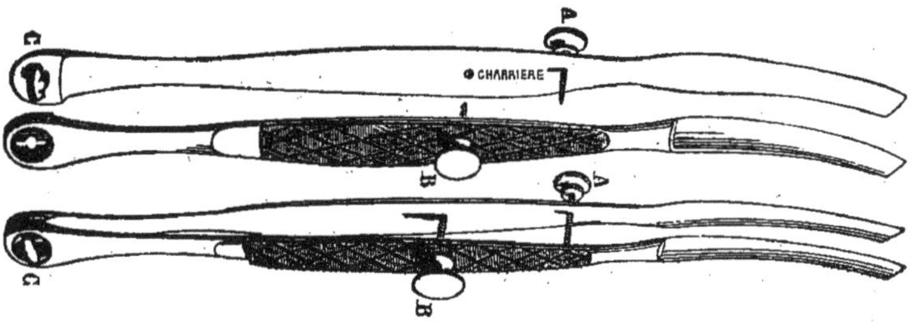

(Fig. 2.)

Boîte-trousse d'autopsie.

Cette boîte est d'un très-petit volume eu égard au grand nombre d'instruments qu'elle contient; nous avons pu diminuer la longueur et le volume de la boîte au moyen de notre système de manche démontant.

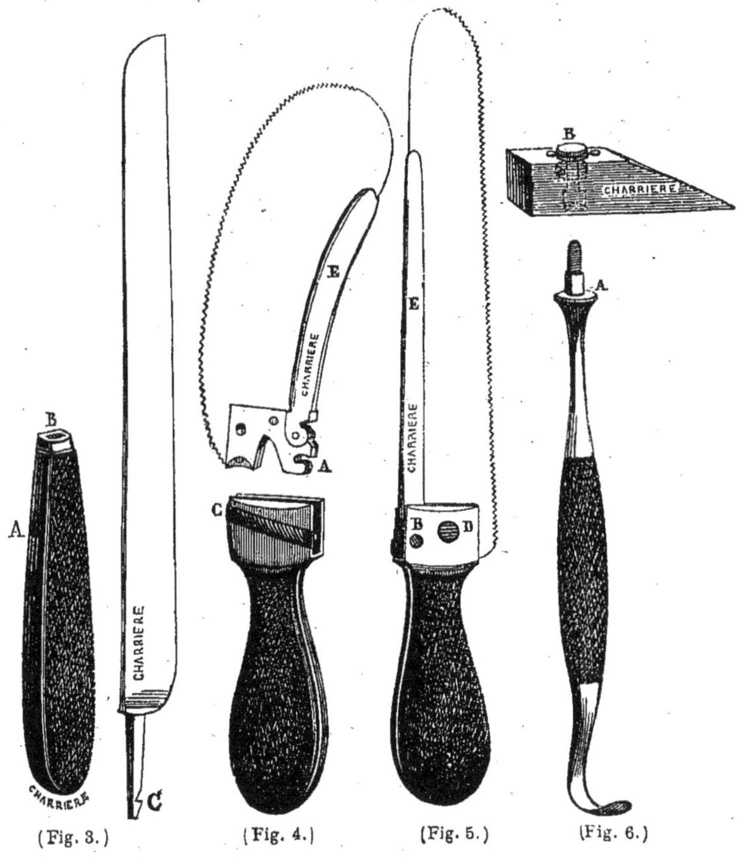

(Fig. 3.) (Fig. 4.) (Fig. 5.) (Fig. 6.)

Le système des manches démontants était depuis longtemps appliqué à un très-grand nombre de cautères; mais si la disposition généralement adoptée était suffisante pour ces sortes d'instruments, elle ne pouvait plus l'être pour ceux dont l'emploi nécessitait un peu de force, tels que les couteaux à amputation, les diverses espèces de scies, les rachitomes, etc., etc. Il nous a donc fallu imaginer un mécanisme solide et qui en même temps fût assez simple pour que le montage et le démontage de l'instrument pussent être instantanés; nous y sommes arrivé, et notre système a largement subi la sanction de l'expérience par les épreuves qu'on lui fait subir chaque jour et depuis longtemps dans les cours professés à l'Ecole pratique.

La figure 3 représente un couteau à cerveau; la figure 4 une scie rachitome convexe; la figure 5 une scie à dos mobile; la figure 6 un marteau d'autopsie. Les quatre instruments sont à manche démontant.

Instruments d'autopsie.

Divers instruments d'anatomie.

Appareil hydro-anatomique de Lacauchie.

Modèle de table tournante de M. Strauss pour la dissection des gros animaux.

Appareil de M. L. Corvisart pour extraire le suc gastrique de l'estomac des animaux.

CHIRURGIE.

APPAREILS GÉNÉRAUX.

Trousses.

Note abrégée sur les trousses telles qu'on les fabriquait avant et depuis 1825.

Les trousses étaient généralement recouvertes en peau rouge ou verte et surchargées de dorure. Quelques trousses étaient recouvertes en cuir de Russie, qui, comme on le sait, est extrêmement salissant. Elles étaient d'une seule pièce, c'est-à-dire qu'il n'existait pas de compartiments séparés: aussi était-on obligé de les rouler au lieu de les plier, comme on l'a fait plus tard. Les garnitures intérieures, lorsqu'elles étaient en velours, avaient les bords des passettes galonnés; de plus, les passettes étaient soutenues à l'intérieur par du papier préparé à la colle, ce qui oxydait rapidement les instruments en acier. Les lancettes étaient placées dans un feuillet volant bivalve logé dans une des poches de la trousse et à valves de même hauteur. Cette disposition avait un inconvénient sérieux : on était exposé à placer la lancette à cheval sur une valve du feuillet et à casser la pointe de l'instrument.

Nous avons apporté aux trousses d'importantes modifications; ainsi :

1° On a recouvert les trousses d'une peau de couleur brune, on a fait des passettes en peau et en velours, et on a complétement supprimé les galons. Nous avons surtout employé le maroquin à gros grains dit cuir du Levant.

2° Nous avons fait des passettes en tissu élastique.

3° Nous avons remplacé les fermoirs à ressort par les fermoirs à touret dont mon père a déjà donné la description dans la notice publiée au moment de l'exposition de 1834; depuis j'ai limité leur course à l'intérieur; dans ces derniers temps on a aussi fermé les trousses à l'aide d'un anneau en tissu élastique.

4° La réduction de l'épaisseur des trousses a toujours été le sujet des recherches les plus sérieuses; le moyen qui jusqu'à présent a le mieux réussi a été de faire des trousses à deux pliants : pour certaines trousses, et principalement pour les trousses de MM. les chirurgiens vétérinaires, j'ai établi des passettes sur l'une et l'autre face d'un des pliants de manière à avoir une disposition équivalente à trois pliants.

5° Nous avons fait une trousse-agenda, sur un des côtés de laquelle on a pu placer les instruments recouverts par un rabat latéral que nous avons fermé à patte ou au moyen d'un touret : de cette manière les instruments se trouvaient maintenus solidement dans cette espèce de petite trousse indépendante. Cette disposition permettait de se servir de l'agenda sans crainte de voir les instruments se déranger; mais le procédé de passettes élastiques (fig. 7), en maintenant les instruments solidement en place, nous a permis de supprimer le touret intérieur, et le rabat n'est plus qu'un agent de protection. L'agenda, maintenu par des rubans, a été fixé au moyen de passettes élastiques, ou d'une gouttière métallique placée sur le dos de la trousse et munie de deux petites goupilles servant de point d'arrêt et pourvues à leur sommet de deux petites ouvertures dans lesquelles on engage, pour maintenir l'agenda, un petit tube creux qui peut loger des aiguilles à acupuncture.

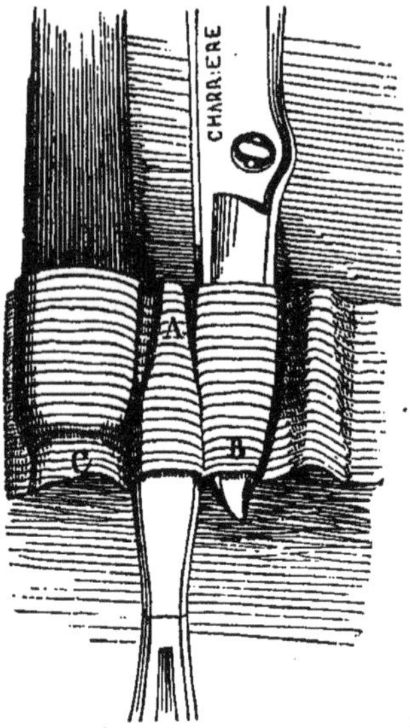

(Fig. 7.)

Nous avons fabriqué quelques portefeuilles dont les entre-deux sont en tissu élastique, de manière à pouvoir s'agrandir à volonté.

6° Enfin nous avons réglé la longueur des trousses sur celle des instruments, par quatre numéros différents, afin de faciliter la correspondance.

Tels sont les changements qui ont été apportés dans la fabrication des gaînes, changements qui ont rendu les trousses plus commodes, plus portatives. Mais nous avons surtout apporté notre attention à l'appareil instrumental. La trousse, en effet, se trouve constamment dans la poche du médecin et du chirurgien, et nous croyons avoir résolu un problème de la plus haute importance :

1° En modifiant les instruments de telle sorte que, sous un volume plus petit, ils aient pu rendre des services plus grands. Et ce résultat, nous l'avons obtenu en trempant tous nos instruments en ressort.

2° Par un mode d'assemblage nouveau, nous avons pu permettre le nettoyage facile des instruments, et par conséquent prévenir leurs avaries, autrefois si fréquentes.

3° Le démontage de certains instruments nous a souvent permis de les faire servir à un double usage.

4° Enfin, malgré les soins que ces perfectionnements nécessitaient, nous avons pu livrer les instruments sans augmentation de prix, car nos procédés de fabrication ont à la fois simplifié le travail et l'ont rendu plus régulier.

Examinons maintenant les instruments de trousse, et voyons si les perfectionnements que nous avons apportés remplissent les conditions d'amélioration que nous venons de signaler.

La composition d'une trousse très-complète est la suivante :

1. Un bistouri long boutonné.
2. Un bistouri droit pointu.
3. Un bistouri convexe.
4. Un ténaculum.
5. Un bistouri pointu à lame étroite.
6. Un bistouri concave de Pott ou d'A. Cooper.
7. Un scarificateur des gencives.
8. Une aiguille à séton, démontante ou ordinaire.
9. Un ténotome.
10. Une aiguille à crochet de M. le professeur Nélaton.
11. Un pharyngotome.
12. Un long et fort bistouri pouvant servir aux amputations.
13. Un bistouri à gaîne.
14. Un rasoir.
15. Une lancette à vaccine.
16. Une lancette de Hulin.
17. Trois lancettes assorties.
18. Une lancette à abcès.
19. Une lancette à gaîne.
20. Une lancette de M. le professeur Malgaigne.
21. Une paire de ciseaux droits.
22. Une paire de ciseaux courbes.
23. Un trocart moyen.
24. Un trocart explorateur.
25. Une érigne double à curette.
26. Une érigne simple à manche.
27. Une érigne double à manche.
28. Une aiguille longue à gaîne.
29. Une pince à érigne.
30. Une pince à pansement et à polype.
31. Une pince à ligature, à torsion et porte-épingle.
32. Une pince à griffe.

33. Une pince à disséquer à ressort.
34. Quatre aiguilles à chas brisé et à courbures variées.
35. Un manche pour monter ces aiguilles.
36. Un crochet mousse.
37. Une spatule cannelée de M. Vidal de Cassis.
38. Une sonde cannelée ordinaire sans cul-de-sac.
39. Une sonde cannelée avec cul-de-sac, dont la plaque est remplacée par une aiguille à chas brisé d'A. Cooper.
40. Un stylet cannelé.
41. Deux stylets aiguillés de volumes variés.
42. Un stylet explorateur.
43. Un porte-mèche.
44. Une sonde d'homme.
45. Une sonde de femme.
46. Une sonde d'enfant.
47. Une sonde de Belloc.
48. Une scie à chaîne.
49. Un porte-pierre à trois effets.
50. Un crochet œsophagien à trois brisures.
51. Six aiguilles à suture.
52. Six serres-fines.
53. Une plaque d'écaille porte-fil.
54. Cinquante épingles variées.

Afin de prendre le moins de place possible dans la trousse, nous avons fixé deux instruments sur un même manche; on conçoit cependant que nous n'avons pas pour cela cessé de les faire indépendants.

Tous ces instruments sont fixés au manche ouvert ou fermé soit à l'aide de l'ancien petit coulant que mon père a proposé en 1832, et qui est resté dans la pratique (fig. 8), soit à l'aide de systèmes particuliers de ressort de notre invention; tels sont :

1° Un ressort fendu dans le dos de la lame, s'engageant par un petit crochet dans un pivot central et deux échancrures faisant l'office de talon forcé (fig. 9);

2° Un ressort taillé dans le talon et présentant près de la lentille une saillie qui s'engage dans deux mortaises taillées dans une plaque incrustée à chaud dans un des côtés du manche. L'instrument est maintenu à l'aide d'un clou excentrique qui s'appuie aux deux extrémités d'une gouttière demi-circulaire creusée dans la même plaque (fig. 10);

3° Le bistouri à châsse tournante comme une lancette est maintenu solidement fixé à l'aide de clous excentriques qui s'engagent dans deux rainures demi-circulaires semblables à celles dont nous venons de parler (fig. 11). Ce bistouri a remplacé le bistouri de Récamier, à

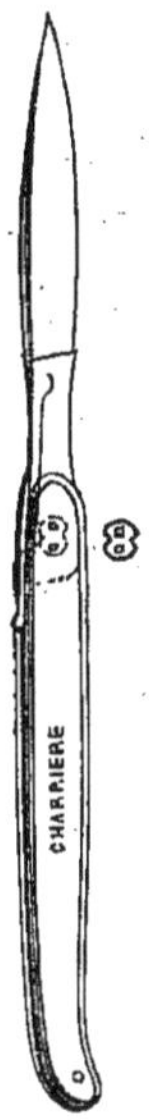

(Fig. 9.)

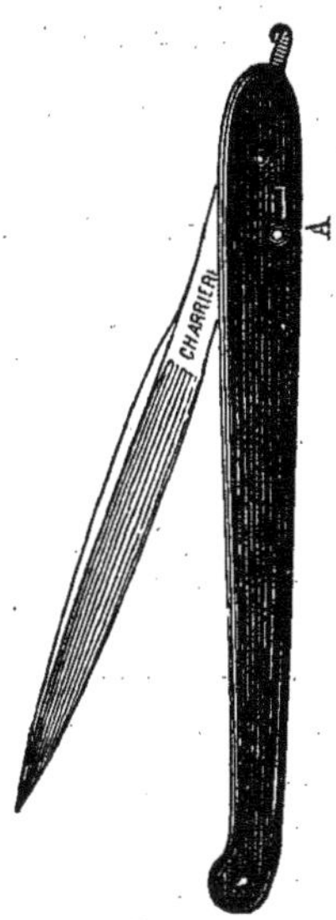

(Fig. 8.)

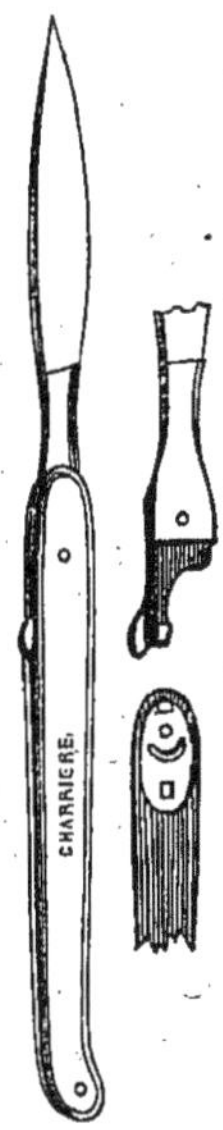

(Fig. 10.)

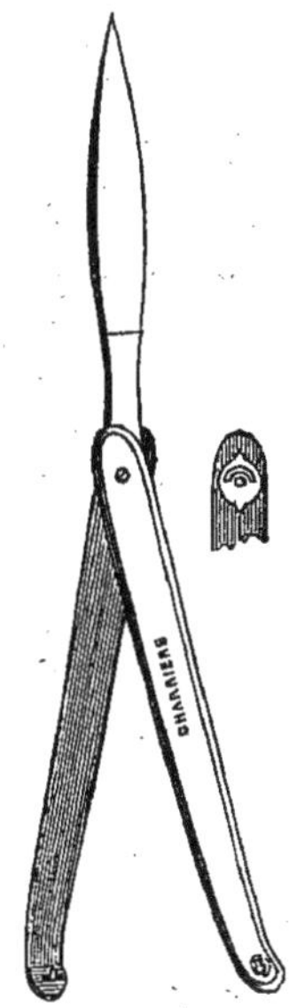

(Fig. 11.)

la vérité très-ingénieux, mais dont la fabrication était fort dispendieuse.

Comme on le voit, nous avons totalement supprimé le ressort qui formait le dos de l'instrument et qui, avec les deux platines, constituait une gouttière dans laquelle s'amassaient les liquides, que l'on ne pouvait enlever même en employant les soins les plus grands.

Bistouri à lame démontante au moyen d'une division longitudinale.

Bistouri à lame qui s'engage par une mortaise sur un clou. En poussant sur la lame d'arrière en avant il est maintenu ouvert, et en poussant en sens contraire il est maintenu fermé. Ce modèle de bistouri a été présenté par moi à la Société de chirurgie. M. Follin dans le procès-verbal a consigné ce fait, à savoir, que nous avions justifié de la priorité.

L'*aiguille à séton* est fixée sur un manche; deux branches latérales élastiques reçoivent à frottement le talon de l'instrument; de sorte qu'en plongeant dans les tissus, l'aiguille chargée de la bandelette est poussée facilement en avant, et en retirant le manche il se sépare de l'aiguille (fig. 12).

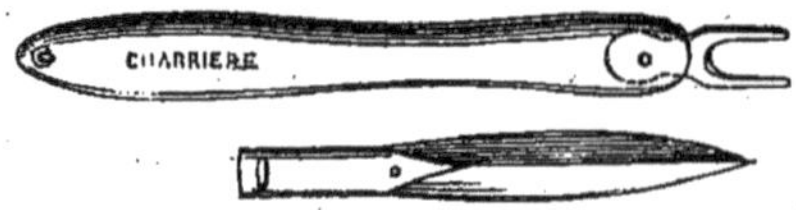

(Fig. 12.)

L'*aiguille à crochet*, que j'ai faite le premier sur les indications de M. le professeur Nélaton, présente sur un de ses côtés une échancrure et un crochet qui lui permet d'entraîner un fil dont la recherche était quelquefois des plus pénibles.

Le *bistouri à gaîne* (fig. 13), que nous avons le premier fabriqué pour Blandin, présente les dispositions suivantes :

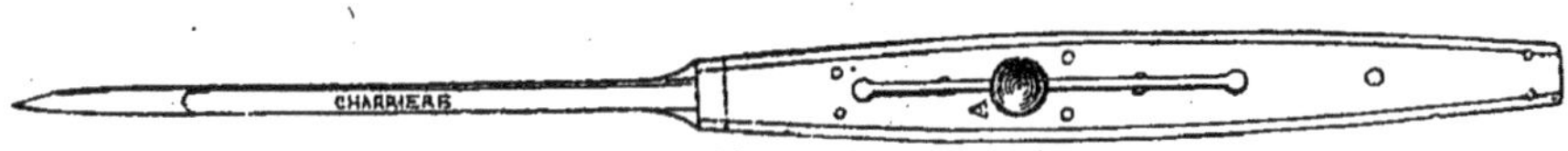

(Fig. 13.)

La lame de cet instrument est droite, lancéolée, large de 3 millim. à son milieu, se terminant en pointe très-fine aux dépens de ses deux bords, et dirigée dans le même sens que le manche; elle présente le tranchant sur son bord gauche, et sur son bord droit se trouve un dos légèrement oblique d'une épaisseur de 1 millim. et demi. La face supérieure de la lame est creusée d'un sillon médian qui occupe les quatre cinquièmes de sa longueur.

Sur cette face supérieure glisse une autre pièce un peu plus large que la lame, arrondie par le bout, convexe en dessus, et dont la face inférieure présente une arête saillante glissant dans la cannelure que nous avons décrite. Cette pièce supérieure, au moyen d'un bouton fixe sur le manche, rentre dans l'intérieur de ce manche de manière à découvrir telle étendue de lame que l'on juge nécessaire. L'instrument fermé est disposé de telle sorte que la lame peut être introduite dans un trajet fistuleux ou sous la peau par une ouverture très-étroite sans entamer les tissus autrement que le ferait un stylet mousse.

Bistouri circulaire pour l'ablation des tumeurs du sein, de M. le professeur Cloquet (fig. 14).

La *lancette à vaccin* de M. Hulin (fig. 15) est disposée de telle sorte que la lame, enfermée dans une gaîne métallique, fait une saillie surbordonnée aux besoins; il suffit, pour donner à la partie saillante de la lame la longueur voulue, de tourner le bouton d'une vis régulatrice placée à la partie inférieure de l'instrument; un curseur placé sur une des faces permet de faire saillir l'instrument en entier, afin qu'on puisse le charger; le curseur fait l'office de vis de pression et maintient l'instrument fermé.

Les *pinces à pansement* s'allongent à volonté et conservent toute la solidité des pinces à longueur permanente; elles sont à mors croisés; les deux branches s'articulent à l'aide d'un tenon et d'une mortaise. Cette modification permet de démonter l'instrument et d'enlever tous les liquides qui, dans les instruments fixés à l'aide d'une vis, oxydent le métal au niveau de l'articulation (fig. 16).

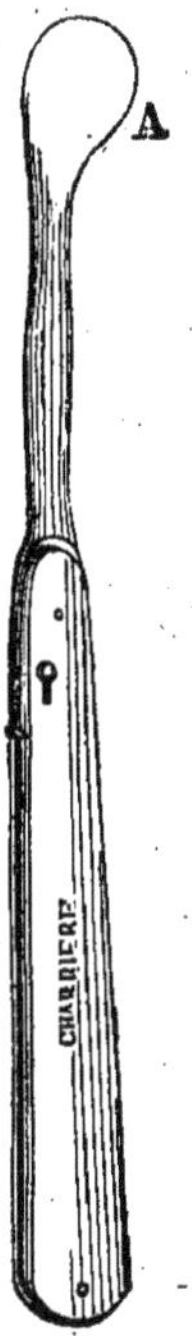

(Fig. 14.)

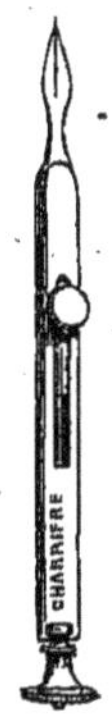

(Fig. 15.)

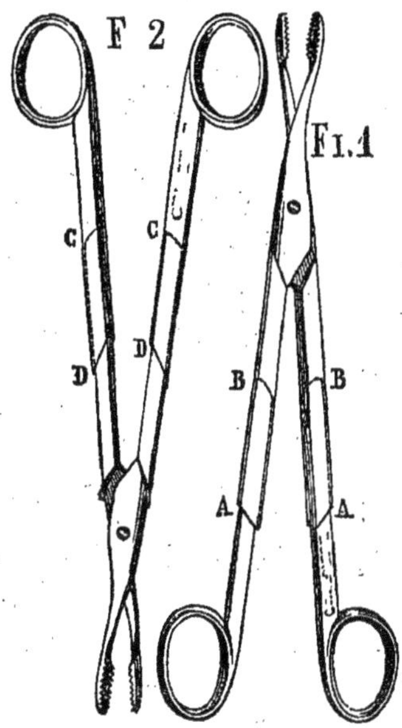

(Fig. 16.)

Ciseaux. Leur mode d'articulation est le même que celui des pinces à pansement (fig. 17).

Deux graves inconvénients ont été reconnus aux ciseaux et à tous les instruments analogues : la vis à l'aide de laquelle sont articulées les deux branches de ces instruments finit toujours par se desserrer, et, pour que l'instrument continue à couper, on est obligé de presser les deux lames l'une contre l'autre, pour empêcher l'objet qu'on veut

2.

couper de passer entre les lames, s'il est mince, ou l'instrument de se

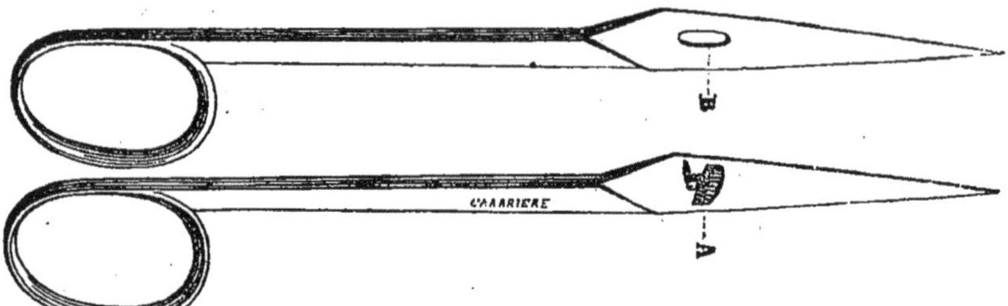

(Fig. 17.)

tordre, si le corps à inciser est volumineux. Un second inconvénient est que, ceux-ci ne pouvant pas être nettoyés dans leur articulation, la rouille finit par s'en emparer, et par altérer ainsi les lames et le jeu de l'articulation.

Ce sont ces deux inconvénients que nous sommes parvenu à éviter par une modification fort simple. Nous avons remplacé la vis par un tenon (fig. 18, 19, 20) ou clou monté à vis et rivé carré dans une

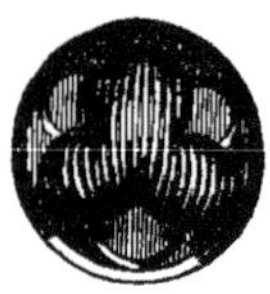

(Fig. 20.)

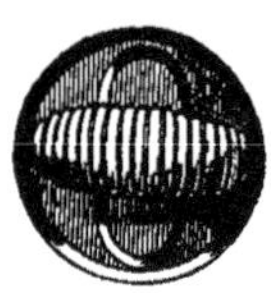

(Fig. 19.)

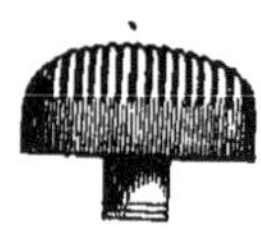

(Fig. 18.)

branche ; à l'autre branche nous avons fait une perforation elliptique ou mortaise, dirigée dans un sens tel, qu'elle ne peut recevoir le tenon ou l'abandonner que dans le plus grand écartement possible des branches des ciseaux.

Cet écartement n'étant jamais utile ni même possible dans les diverses opérations, il en résulte que les deux branches sont aussi bien réunies l'une à l'autre que par l'ancien système.

Ce n'est que lorsqu'on veut les séparer qu'on les écarte assez pour que le tenon puisse être dégagé de la mortaise. Cette séparation a pour premier avantage de permettre le nettoyage parfait des lames à leur articulation. Mais le grand avantage consiste surtout dans l'impossibilité où sont les lames de s'écarter l'une de l'autre, si ce n'est par l'usure, nécessairement très-lente, du tenon et de la fraisure ; nous avons imaginé deux espèces de tenon, l'un simple à deux branches, l'autre à trois branches ou en feuille de trèfle.

La figure 18 représente le tenon à deux branches, la figure 19 la mortaise et le tenon à deux branches, l'instrument étant articulé et fermé, la figure 20 le tenon à trois branches, l'instrument étant articulé et fermé.

Nous avons encore appliqué aux ciseaux, aux cisailles, etc., une articulation excentrique afin de les faire couper en sciant, tandis qu'avec l'articulation centrale, ils ne coupent que par la pression : ce système, pour lequel nous avons pris un brevet en 1845 et dont l'idée nous avait été suggérée par les ciseaux à levier de M. Colin, est aujourd'hui à peu près tombé dans le domaine public. Nous n'y avions d'ailleurs attaché qu'une médiocre importance ; car il produisait très-rapidement le desserrement de la vis. Mais aujourd'hui nous insistons vivement sur cette invention, qui prend une grande valeur grâce à notre système d'articulation à tenon des instruments à deux branches.

La figure 21 représente une cisaille à tenon excentrique.

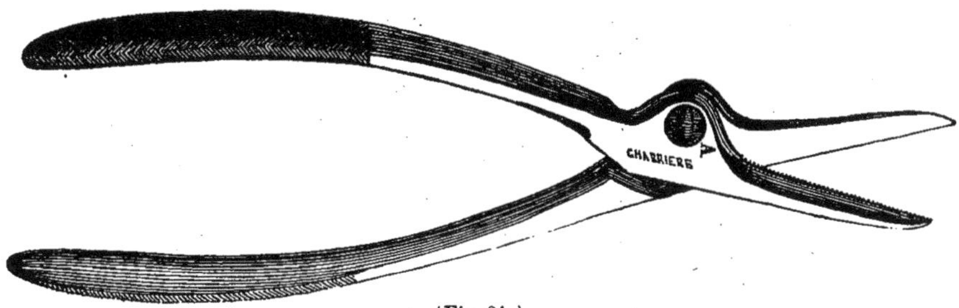

(Fig. 21.)

Le *trocart* présente plusieurs modifications fort utiles. Ainsi nous avons supprimé la grande gouttière qui terminait la canule des anciens trocarts et qui n'avait aucune raison d'être, et nous l'avons remplacée par un entonnoir dans lequel on peut facilement engager l'extrémité de la canule de toute espèce de seringue, et sur lequel il est extrêmement facile d'appliquer le doigt pour empêcher l'entrée de l'air ou la sortie du liquide. Au point de jonction de l'entonnoir avec la canule, existe une gorge A circulaire au moyen de laquelle on fixe solidement la baudruche de M. Reybard. Si on retourne la canule, celle-ci rencontre, vers le manche du trocart, une excavation circulaire B qui sert de point d'arrêt et en même temps maintient toujours dans un état de parfaite conservation l'extrémité de la canule qui doit s'appliquer exactement au-dessous de la pointe d'acier du poinçon, et même la remettre dans son état primitif dans le cas où elle aurait été avariée par une bosselure par exemple. Enfin la saillie de l'entonnoir au-dessus de la pointe, l'aplatissement du manche ovale plat rendent l'instrument plus portatif et permettent de le loger dans une trousse (fig. 22).

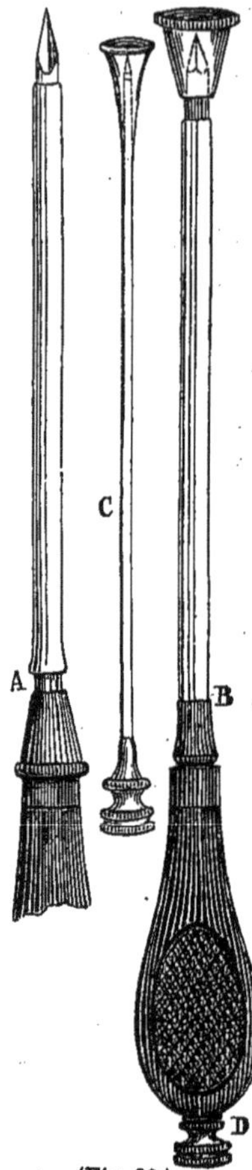

(Fig. 22)

Le manche et le poinçon, jusqu'à une certaine hauteur, sont creux et logent un *trocart explorateur* dont la canule est établie d'après les mêmes principes (fig. 22 C).

Pince-érigne, érigne simple et érigne double à manche, crochet mousse et articulé à manche. — Les anneaux de la pince à pansement se démontent avec la plus grande facilité, et peuvent instantanément être fixés aux deux branches de la pince-érigne qui dans la trousse est dépourvue d'anneau et présente par conséquent un volume bien moins considérable. Comme cette dernière, elle est articulée à tenon et à mortaise; elle peut donc être démontée avec la plus grande facilité, et l'on a alors une érigne simple et une érigne double emmanchées l'une et l'autre sur un des anneaux de la pince à pansement. Enfin le crochet mousse pour écarter les chairs que nous avons placé dans cette trousse est également dépourvu d'anneaux; il doit se fixer, comme la pince-érigne, sur un des anneaux de la pince à pansement (fig. 23).

L'articulation du crochet permet de placer cet instrument à plat dans une trousse.

Pince à ligature, pince porte-épingle, pince à griffe, pince à verrou démontant. — Le verrou de cette pince D s'engage obliquement dans l'intérieur du mors opposé à la plaque, et son sommet arrive jusqu'au voisinage des dents E. Ce mécanisme permet non-seulement d'exercer une pression beaucoup plus considérable que celle que l'on obtenait avec les anciennes pinces à torsion, mais encore de saisir, comme avec ces dernières, une grande épaisseur de tissu dans toute la longueur des mors.

Les anciennes pinces à torsion sont creusées d'une rainure et peuvent servir de *porte-épingle.* Nous avons conservé cette modification;

mais les épingles ne pouvaient être dirigées que dans le sens de la pince, l'énorme pression que nous obtenons à l'aide de notre verrou permet de placer une épingle en travers et de l'enfoncer dans les tissus

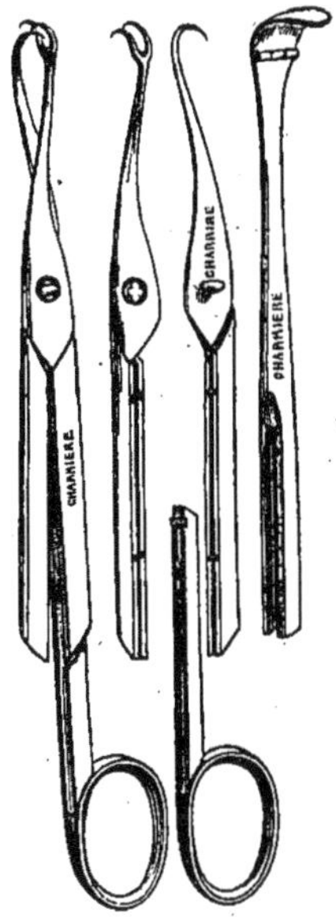

(Fig. 23.)

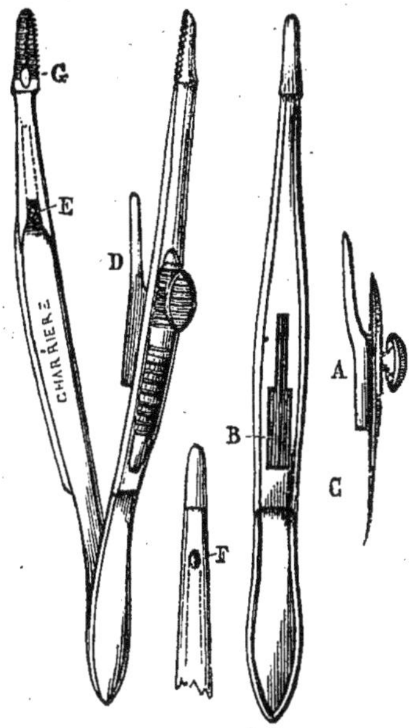

(Fig. 24)

transversalement; enfin, une modification faite à la disposition du verrou A permet de l'enlever avec la plus grande facilité. On peut ainsi nettoyer complétement la pince, et lorsque le verrou B est enlevé, la pince devient une pince ordinaire (fig. 24).

La *pince à griffe ou à dents de souris* se trouve réduite dans la trousse à deux mors que l'on peut, à volonté et instantanément, fixer sur les mors de la pince à torsion. Cette disposition permet d'avoir dans la trousse deux sortes de pinces, sans toutefois en avoir le volume.

Pince à ressort. — Si l'ancienne pince à ressort avait l'avantage de rester fermée à la moindre pression, elle offrait l'inconvénient de ne jamais pouvoir servir de pince ordinaire; par un mécanisme des plus simples, nous avons paré à cet inconvénient : au lieu de fixer le ressort avec une vis, nous l'avons fixé avec un tenon central et une goupille placée à l'extrémité opposée au crochet. Le ressort est-il en place, la pince se ferme à la moindre pression. Soulevez la queue du ressort et déplacez-la à droite ou à gauche, le crochet se déplace en sens inverse, le ressort n'agit plus, et l'on a la pince ordinaire. On peut également remonter le ressort, s'il est percé de deux mortaises, ou l'enlever complétement.

Ou bien, ainsi que nous l'avons fait sur un second modèle (fig. 25), le crochet du ressort, quand on veut que la pince reste fermée, s'appuie sur une lame métallique tournant autour d'un pivot placé sur la branche opposée au ressort; il suffit de tourner à droite ou à gauche l'extrémité de cette tige pour que celle-ci ne se trouve plus dans l'axe de la pince, et que le ressort n'agisse plus.

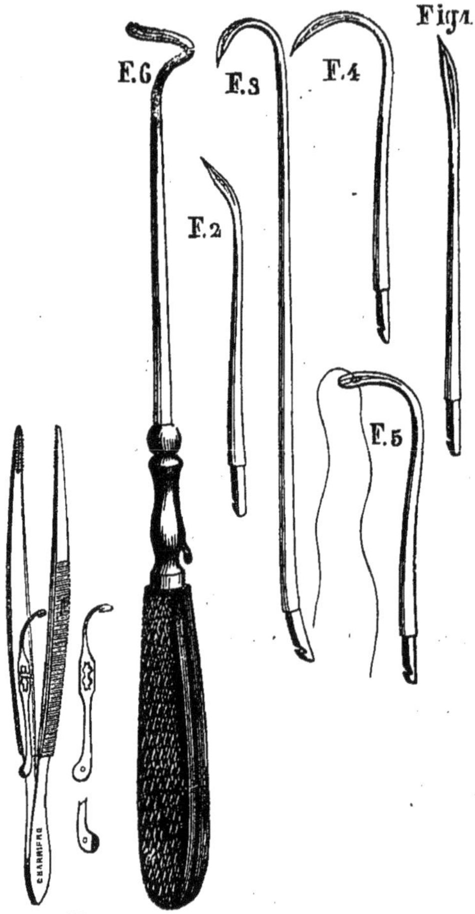

(Fig. 25). (Fig. 26.)

Sur un troisième modèle, nous avons placé à la partie supérieure de la mortaise un petit disque métallique plus haut d'un côté que de l'autre; ce disque tourne sur un pivot. Veut-on fermer la pince, on présente au ressort la demi-circonférence la plus basse. Veut-on que celui-ci n'agisse plus, il suffit de tourner en bas la partie la plus épaisse.

Les *aiguilles à chas brisé* que nous avons imaginées ont l'avantage de porter la ligature en avant, et de ne jamais laisser le fil en arrière, attendu que le chas se trouve barré par un croisement, ce qui n'existait pas avant notre modèle. La figure 26 représente divers modèles d'aiguilles à chas brisé pouvant se monter sur un même manche.

Aiguilles à coulisse pour porter des ligatures dans les régions concaves, par M. Roux, de Brignolles.

Sondes d'homme, de femme et d'enfant. — Le nouveau modèle que nous avons substitué à l'ancien, c'est-à-dire le montage à frottement avec vis de rappel (fig. 27), est déjà adopté depuis longtemps. Nous n'aurions pas insisté sur ce point, si à la sonde d'homme et de femme nous n'avions ajouté une sonde d'enfant et une sonde droite qui se montent exactement de la même manière.

Sonde de Belloc. — Nous avons simplifié cette sonde en disposant le ressort et le stylet de telle sorte que, pour placer cet instrument dans la trousse, il n'est plus besoin de le démonter, et qu'il est

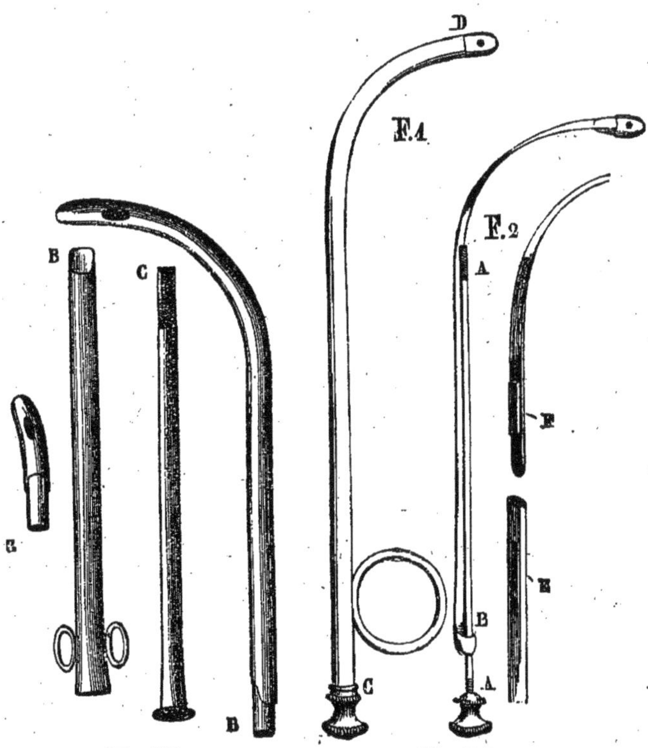

(Fig. 27.) (Fig. 28.)

possible de se servir immédiatement de cet instrument sans le remonter (fig. 28).

Scie à chaîne avec articulation de la tige près du manche. Cette disposition permet de placer l'instrument dans une trousse. Les tiges sont tournantes dans le manche A et muni d'un étau qui permet de prendre la scie sur tous les points où elle viendrait à se briser (fig. 29).

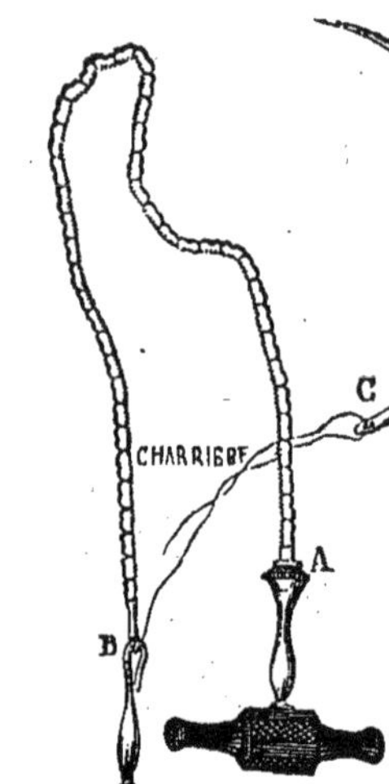

(Fig. 29)

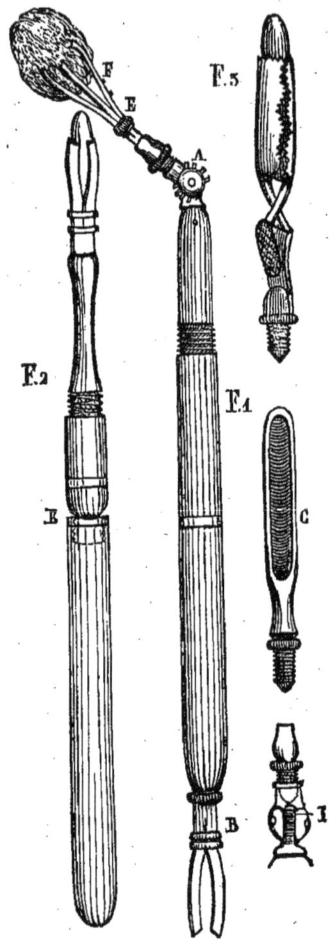

(Fig. 30)

Porte-pierre. — Nous avons fabriqué deux modèles de porte-pierre, l'un que nous désignons sous le nom de porte-pierre à trois effets, l'autre qui peut s'allonger à volonté bien plus que les porte-pierre ordinaires.

La figure 30 représente 1° le porte-nitrate d'un bout, avec la pince porte-éponge de l'autre; 2° un autre porte-caustique, que l'on monte à volonté à la place de la pince; 3° la cuvette porte-nitrate C, que l'on monte de la même manière, le pas de vis étant le même; 4° la pince porte-nitrate à pression continue (fig. 3), qui remplace avantageusement le porte-nitrate à coulant. L'articulation qui reçoit ces diverses pièces les fixe très-solidement, dans toutes les dispositions, en ligne droite, à droite et à gauche d'équerre, ou oblique, il suffit de serrer la pièce qui est terminée par une vis, comme on le voit en A. La vis s'engage en la serrant dans cinq échancrures; le coulant E s'engage par une échancrure par-dessus les deux petits clous F qui l'empêchent de redescendre contre la volonté, et qui font que les fortes griffes qui terminent les trois branches de la pince ne peuvent abandonner l'éponge ou autres corps. Les trois pièces A, B et C se renferment dans l'étui que l'on place dans la trousse. J'ajoute encore, quand on le désire, une lame de scarificateur et un taille-crayon en or pour nitrate d'argent.

Le porte-pierre (fig. 2) est monté prêt à servir, sans qu'il ait été besoin d'enlever le couvercle de l'étui au nitrate.

Pour tous nos porte-pierre nous avons remplacé l'ébène et les viroles en ivoire par le buffle et les viroles en argent.

Crochet œsophagien. — Nous sommes le premier qui ayons exécuté un crochet œsophagien à trois brisures, disposition qui permet de mettre cet instrument dans une trousse.

Divers modèles de trousses.

Trousse de chirurgien militaire.

Giberne d'officier de santé de l'armée.

Giberne d'officier d'administration contenant tous les objets nécessaires pour écrire et prendre des notes en campagne.

Sac d'ambulance adopté par Son Excellence le ministre de la guerre.

C'est en établissant ce modèle de sac que nous avons proposé pour la première fois la scie à manche clouée à plate semelle, adoptée depuis cette époque par tous les chirurgiens.

C'est également en établissant les modèles de *caisses de l'armée* que nous avons pour la première fois modifié le trépan en remplaçant le pas de vis en bois par un pas de vis métallique monté sur une douille quadrangulaire engagée dans le manche, et en assemblant la tréphine sur son manche par un système semblable à la clef de montre dite clef Breguet. Cette idée nous a été suggérée par M. le professeur Nélaton.

Notre système de montage des couronnes sur les pyramides, dont le principe avait été abandonné, est maintenant adopté par tous les fabricants. Il en est de même des curseurs et des dents de la couronne, auxquels nous avons le premier donné de la voie, ainsi qu'aux scies destinées aux opérations chirurgicales.

Caisse de secours pour le service de santé des chemins de fer, modèle Charrière, contenant tous les instruments de chirurgie, les produits pharmaceutiques et les objets de pansement.

Caisse de secours pour les asphyxiés avec figure et description. (Voir le catalogue spécial.)

Ventouses et scarificateurs.

Ventouses, robinet à pression.

Ventouses en verre, en bois, en métal, surmontées d'une pompe en caoutchouc.

Depuis longtemps on avait fabriqué des bouteilles en caoutchouc dans lesquelles l'élasticité de ce produit avait été utilisé pour faire le vide et permettre aux liquides de pénétrer spontanément dans les bouteilles. Nous avons appliqué cette propriété aux ventouses. Nous plaçons une bouteille en caoutchouc sur notre verre à ventouse à soupape. Nous faisons le vide en pressant sur cette bouteille de haut en bas. Nous avons appliqué la même bouteille à des ventouses de bois ou de métal.

Ce système est plus compliqué que la ventouse tout en caoutchouc de M. Blatin ; mais il permet de voir ce qui se passe dans la ventouse. Son plus grand avantage est de pouvoir être nettoyé, ce qu'il était à peine possible de faire lorsque la ventouse en caoutchouc était imprégnée de sang, de sueur, de lait ou de pus. Enfin, nous avons appliqué au rebord de la ventouse en verre un cercle mince de caoutchouc, afin de permettre l'apposition de ces instruments sur des surfaces irrégulières.

L'instrument qui nous a paru préférable est le suivant : il consiste en un verre à ventouse à sommet disposé comme un fond de bouteille (fig. 23) afin d'empêcher le sang ou le lait, etc., d'arriver à la soupape et perforé de manière à recevoir un bouchon à soupape ou un robinet sur lequel on monte à frottement une bulle à injection, ou une pompe pneumatique, ou un tuyau élastique, quand on veut faire le vide avec la bouche.

(Fig. 32.)

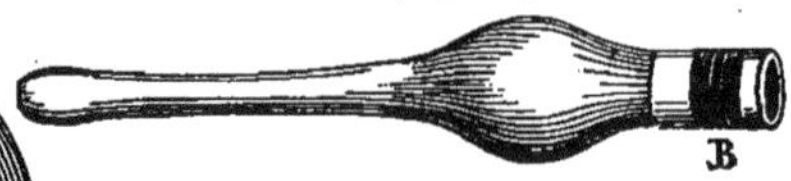

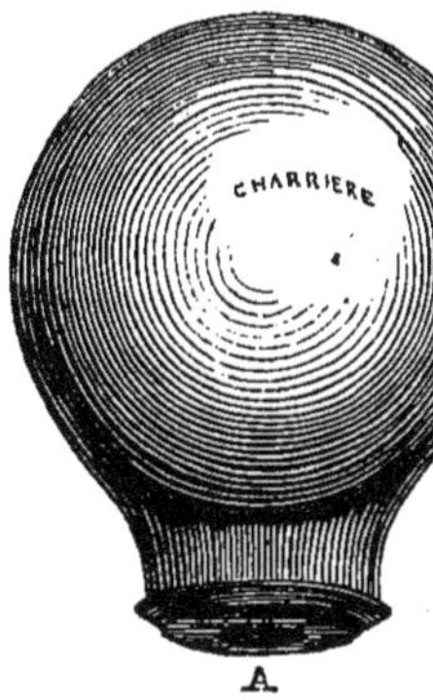

(Fig. 31.)

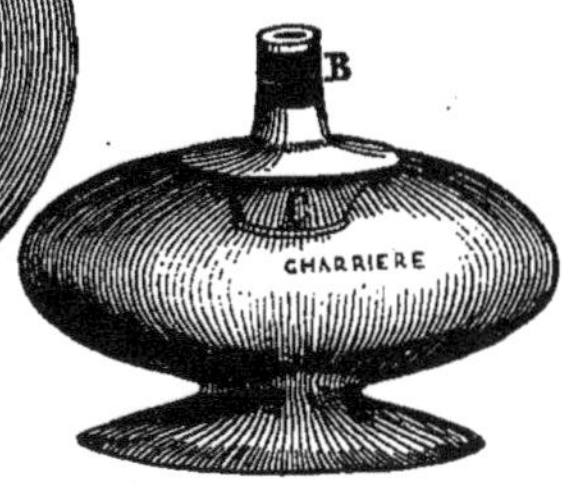

(Fig. 34.)

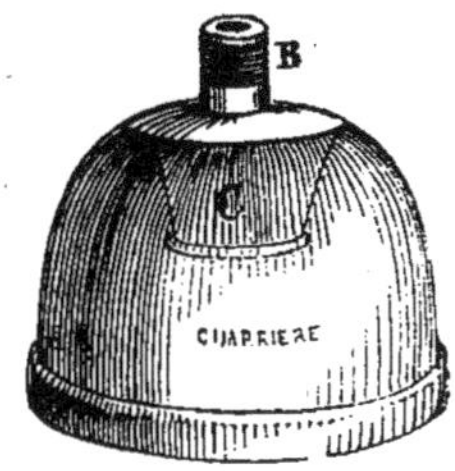

(Fig. 33.)

La figure 31 représente une bulle à injection ; la figure 32 sa canule ; la figure 33 a un verre à ventouse de notre modèle; la figure 34 un verre à sein.

Verres à ventouses avec soupapes à trous indirects en caoutchouc.

Petite pompe à ventouses à trous indirects.

Ces trous indirects ont été imaginés pour éviter la destruction des soupapes par l'introduction de corps étrangers pointus.

Récipient de M. Russel dans lequel on fait le vide et que l'on applique ensuite sur la ventouse.

Tubes intermédiaires en caoutchouc : l'un est à embouchure d'ivoire.

Le récipient à faire le vide a été imaginé par M. Russel d'Edimbourg pour éviter les secousses que l'on imprimait au corps du malade à chaque coup de piston. Nous avons également remédié à ce dernier inconvénient par un moyen beaucoup plus simple, il nous a suffi de placer entre la ventouse et la pompe un long tube intermédiaire en caoutchouc.

Lampe à alcool de M. Seguin avec robinet laissant sortir l'alcool à volonté (fig. 35).

Scarificateur monté sur un lancetier et s'avançant par engrenage.

Appareil à ventouses et scarificateur pour les cavités profondes.

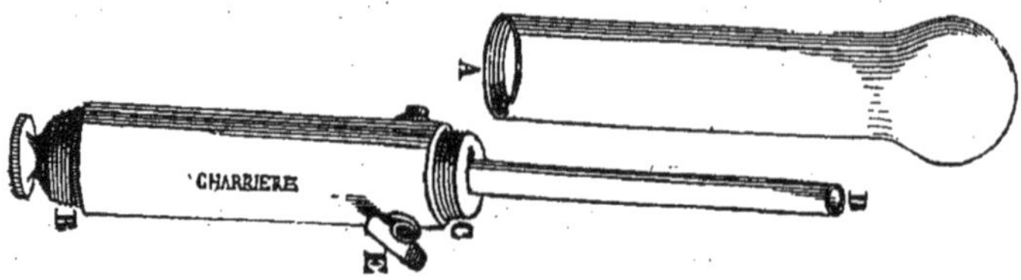

(Fig. 35.)

Scarificateur manche à bascule de M. Gilgencrantz (fig. 36).

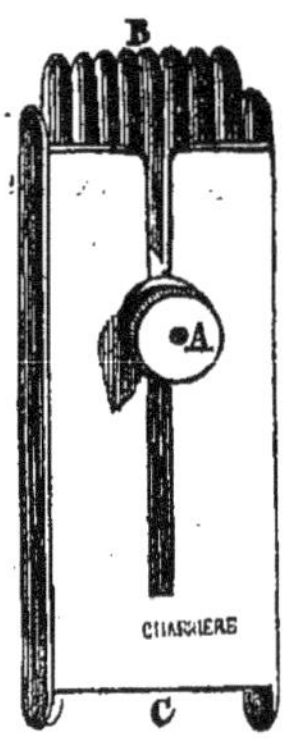

(Fig. 36.)

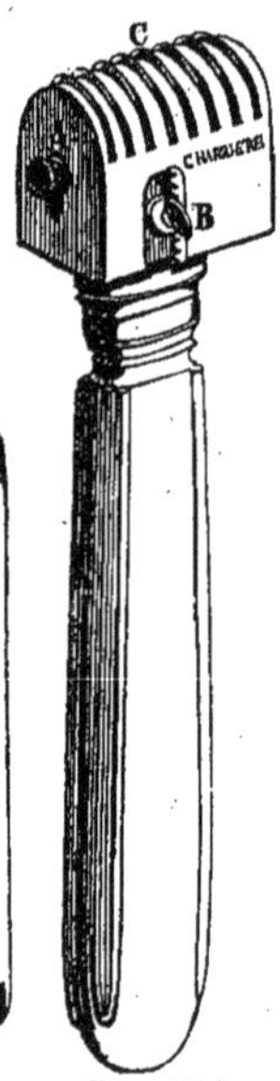

(Fig. 37.)

Scarificateur de M. Pasquier (figure 37).

Scarificateur à parcours horizontal et faisant des incisions, soit longitudinales, soit demi-circulaires.

Le mouvement s'opère à l'aide d'un ressort enroulé autour d'un arbre vertical. Une plate-forme placée à la partie supérieure entraîne dans son mouvement demi-circulaire une plaque dont les extrémités glissent dans deux rainures latérales qui la font monter brusquement au commencement de son évolution et rentrer à la fin de sa course. Pour faire manœuvrer l'instrument, on presse sur un bouton, les six lames fixées sur la plaque qui traversent la grille coupent pendant toute l'étendue de leur course à la même profondeur et rentrent sous la grille. On règle la hauteur des lames au moyen d'une vis qui traverse l'arbre.

Scarificateurs à lames traînantes et horizontales. — Ce système a pour moteur un barillet de pendule; le rochet est placé immédiatement au-dessus; l'échappement recouvre le tout; en l'armant, une chaîne en acier s'enroule horizontalement autour du rochet et fait par conséquent dérouler une égale quantité de chaîne du tambour du barillet; par ce mouvement une autre partie de chaîne dont les maillons sont placés verticalement entraîne les huit lames dans la longueur des fentes de la grille.

Lancette à introduction limitée, pouvant servir comme la lancette ordinaire, par M. Tesse, de Douai.

Appareils à irrigation, seringues.

Irrigateur à double courant de M. Maisonneuve.

Réservoir suspendu à une corde à quatre branches en caoutchouc ou en tissu caoutchouté et terminé par un appareil à double courant de M. Foucaut, ou par tout autre accessoire qui le rend applicable aux injections extérieures ou à celles qui sont faites dans les cavités.

Coussin à air en même substance, disposé pour servir d'irrigateur. La projection du liquide peut se faire par l'action de la pesanteur, lorsque l'appareil est suspendu, ou par la pression. Il suffit de s'asseoir dessus pour faire agir cet appareil.

Divers modèles de seringues.

Trocart et seringue à injections de perchlorure de fer, de M. Pravaz (fig. 38).

Nous avons apporté des modifications importantes dans la confection des seringues; ces modifications ont porté :

1° Sur le corps de pompe. Pour les injections de teinture d'iode, nous avons fait depuis longtemps pour M. Velpeau des seringues tout en ivoire; pour les seringues d'Anel, pour celles à perchlorure de fer, pour toutes celles enfin qui devaient servir à injecter des liquides qui pouvaient altérer le métal, nous avons fait un corps de pompe en verre parfaitement calibré; le corps de pompe est renfermé dans une espèce de cage en métal ou en bois teint qui permet de voir dans l'intérieur de la seringue. Chaque extrémité du corps de pompe repose sur une rondelle en buffle (fig. 38).

2° Sur le piston. Outre le piston en parachute dont nous avons déjà parlé, nous avons fabriqué, d'après les idées de M. Hatin, les pistons dilatants. A l'aide d'une simple vis A faisant corps avec la tige et l'anneau et que l'on tourne de gauche à droite ou de droite à gauche, on peut augmenter ou réduire le volume des pistons lorsque ceux-ci sont trop lâches ou trop serrés (fig. 39).

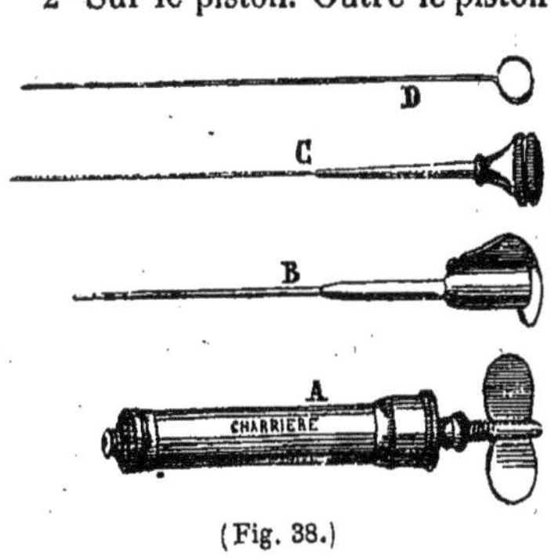

(Fig. 38.)

Ce système est applicable à toute espèce de pompe aspirante et foulante, à toute espèce d'irrigateur, etc.

3° Nous avons émaillé les seringues, afin de protéger le corps de

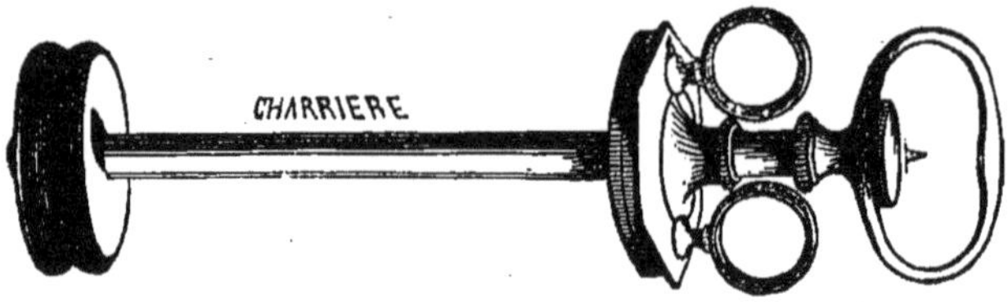

(Fig. 39.)

pompe contre l'action des caustiques et de prévenir la décomposition du liquide de l'injection.

4° Enfin nous avons fabriqué des canules en platine, afin que cette partie de la seringue restât toujours intacte.

Calorifère pour bains de vapeur, de M. Rioux. — Cet appareil

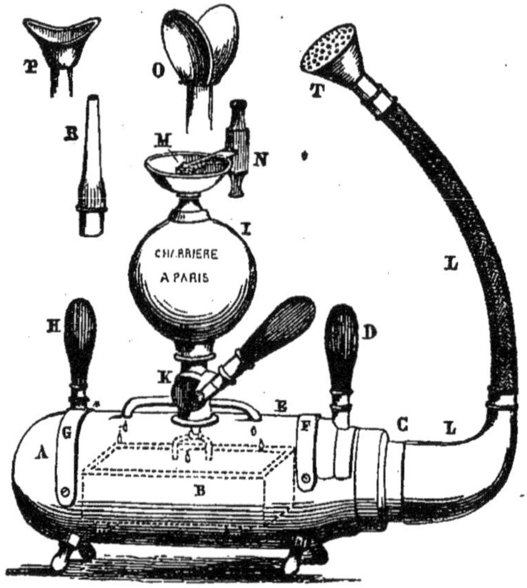

(Fig. 40.)

se compose d'une boîte en cuivre étamé A, dans laquelle se pose sur deux tasseaux en fonte de fer un barreau B du même métail. Au bout C de la boîte percé de trous, est ajustée une coulisse dans laquelle joue une lame métallique percée également de trous de diamètre égal à ceux de la boîte. On fait glisser cette lame dans la coulisse au moyen d'un manche D qui fait l'office de levier. Lorsque le levier est vertical, la boîte est fermée, c'est-à-dire les trous de la boîte sont fermés par les pleins de la lame. Si, au contraire, on veut ouvrir la boîte, il suffit d'incliner le levier B; peu à peu les trous de la lame viennent correspondre à ceux de la boîte, et lorsque le levier est arrivé à la fin de sa course, les trous se correspondent entièrement, et la boîte présente son plus grand degré d'ouverture possible.

Le couvercle E de la boîte est en métal; par une de ses extrémités il se fixe à la boîte du côté de l'ouverture déjà décrite, en s'engageant sous un demi-cercle métallique fixe F; par son autre extrémité, il est recouvert par un demi-cercle analogue G, mais articulé par ses deux extrémités et mobile à l'aide d'un manche H semblable à celui qui fait manœuvrer la lame métallique décrite plus haut. Ce manche H est vissé sur le demi-collier G et s'engage dans un trou pratiqué à l'union du couvercle avec la boîte, pour empêcher le demi-cercle de se déplacer et fixer solidement le couvercle.

Le couvercle est surmonté d'un entonnoir de sphérique I muni d'un robinet K à sa base; l'extrémité inférieure de l'entonnoir communique avec l'intérieur de la boîte par deux ouvertures latérales, une à droite, l'autre à gauche. Le robinet placé immédiatement au-dessus du point où ces ouvertures communiquent sert à graduer la quantité du liquide que l'on veut faire arriver sur le barreau B.

A l'extrémité perforée de la boîte se fixe un tube d'ajutage L rigide ou élastique selon le besoin; ce tube supporte à son autre extrémité soit une pomme d'arrosoir T, soit un pavillon pour chauffer le lit O, ou bien un pavillon spécial pour les hémorrhoïdes ou pour la bouche, etc.

Pour transporter l'appareil, on engage dans un anneau prisonnier M une poignée à crochet N, qui sert aussi à déplacer le barreau de fer.

Cet appareil, d'une grande simplicité, fonctionne de la manière suivante :

On remplit la boule soit d'eau pure, soit d'un liquide médicamenteux ; et après avoir placé sur les deux tasseaux le barreau chauffé simplement au foyer domestique, on ouvre selon le besoin le robinet : l'eau tombe sur le barreau.

La vapeur dégagée par le contact s'échappe alors par les trous que l'on a plus ou moins ouverts au moyen de la coulisse, et se dirige contre la partie du corps du malade, à laquelle on veut appliquer l'action de l'étuve.

Cette simple boîte métallique est portative et peut facilement être placée dans un lit, sous la couverture, et près d'un membre malade.

Le courant de vapeur est produit instantanément, se règle suivant le besoin, et se prolonge ou s'arrête à volonté.

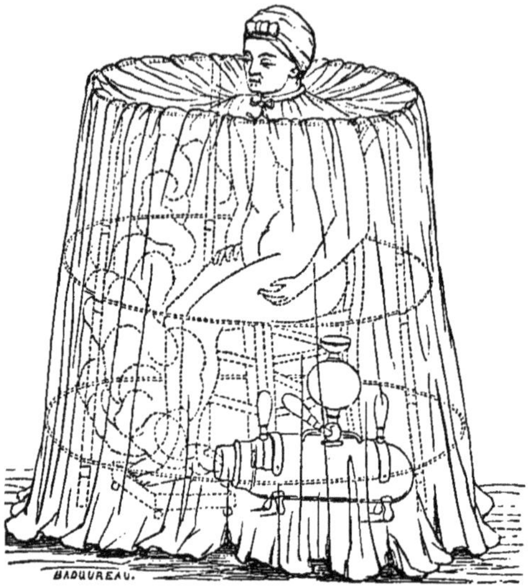

(Fig. 41.)

La figure 41 représente l'appareil fonctionnant, il est composé de 3 batons auxquels s'adaptent à volonté trois cerceaux en fil de fer ; le tout est recouvert par un peignoir en étoffe de laine qui se ferme à coulisse autour du cou du malade ; l'appareil, placé sous le peignoir, peut être ouvert ou fermé par le malade lui-même.

Cet appareil est appelé à rendre des services signalés dans les petits hôpitaux des communes rurales et même dans toutes les communes privées d'hôpital.

Il suffirait qu'un appareil de ce genre, déposé soit dans les mairies, soit dans les bureaux de bienfaisance, fût mis à la disposition des malades pour procurer un soulagement réel.

Nous pensons même qu'il pourrait être utile dans les grands hôpitaux pourvus d'une étuve ; il permet d'administrer sur place et très-économiquement des bains de vapenr, puisque tout le problème consiste, en dernière analyse, à faire chauffer une brique, un morceau de métal, et à faire arriver dessus une quantité d'eau en rapport avec la quantité de vapeur que l'on veut produire.

Double soupape aspirante et foulante pour aspirer et rejeter les liquides ou faire le vide sous les ventouses; cet appareil peut remplacer le robinet à double effet (fig. 42) que nous avons fait le premier autrefois.

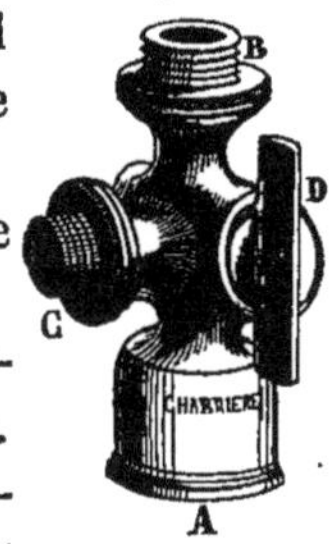

(Fig. 42)

Pompe qui rejette le liquide en même temps qu'elle l'aspire.

Pompe à douches ascendantes (modèle Charrière), à levier, avec réservoir libre et récipient d'air. Elle est munie d'un étau qui permet de fixer l'appareil horizontalement sur une table ou verticalement sur une baignoire(fig. 43).

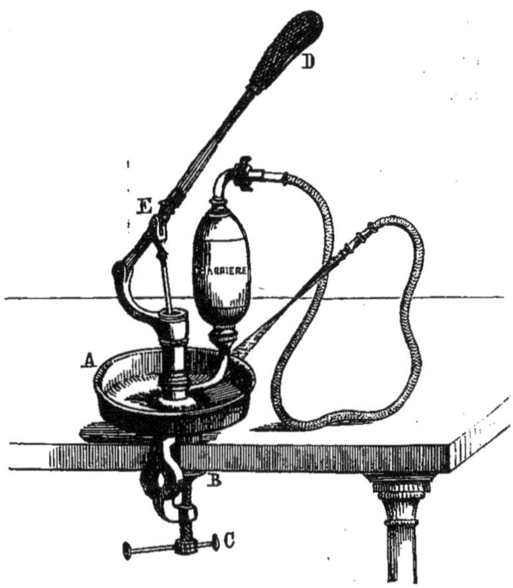

(Fig. 43.)

Appareil à fumigation. — Les appareils jusqu'ici connus et répandus dans la pratique avaient l'inconvénient d'être munis de tuyaux qui ne laissaient passer les principes médicamenteux des fumigations que sous forme de vapeur d'une température trop élevée pour être supportable.

L'appareil actuel a l'avantage de permettre au malade : 1° d'inspirer et d'expirer dans un large conduit élastique faisant partie lui-même du réservoir du liquide ; 2° d'inspirer seulement (l'expiration se faisant au dehors) les vapeurs médicamenteuses à toutes les températures ; 3° enfin de diriger à volonté ces vapeurs sur un organe isolé.

Figure 1re. — Appareil monté prêt à fonctionner (fig. 44) :

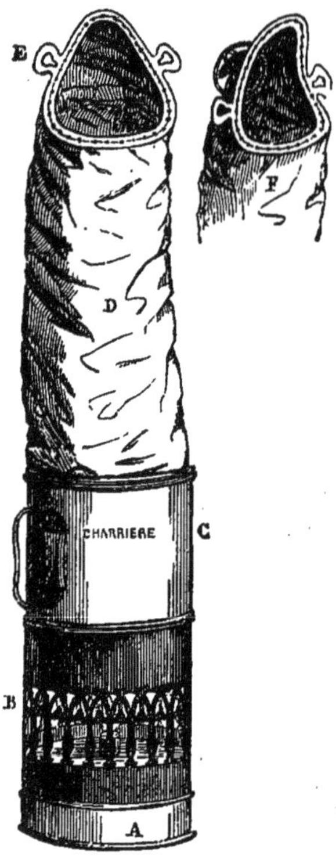

(Fig. 44.)

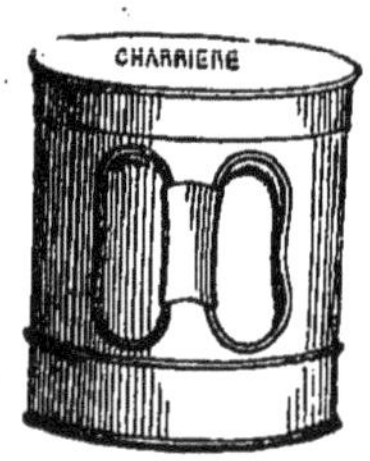

(Fig. 45.)

A Lampe à alcool destinée à chauffer ou à entretenir la chaleur du liquide contenu dans le réservoir ;

B Cercle fenêtré par lequel on peut éteindre la lampe si la température du liquide devient trop élevée ;

C Réservoir dans lequel est contenu le liquide destiné à former la fumigation ;

D Gros conduit en tissu élastique ;

E Embouchure destinée à couvrir les voies respiratoires.

Figure 45. — Appareil complet renfermé dans sa boîte.

Appareil à bain de vapeur de M. Thévenot, chauffé par la braise ou par l'alcool.

Appareil à injection agissant par la pression atmosphérique, et dont mon père a publié depuis 1834 la description dans ses catalogues sous le nom de *fluiduc*. Cet appareil est disposé de telle sorte que le liquide puisse être chauffé à l'alcool ; il peut servir à toute espèce

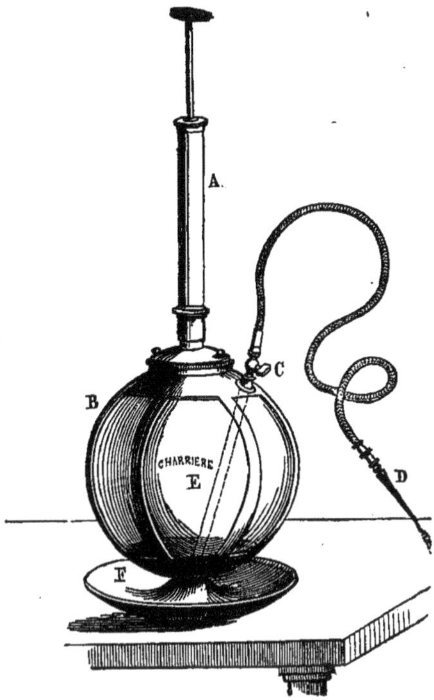

(Fig. 46.)

d'injection, même à des injections d'air et à des injections anatomiques; il peut servir à faire le vide pour l'application des ventouses, à retirer les liquides de l'estomac, etc. (fig. 46).

INSTRUMENTS DIVERS.

Plessimètre et *marteau* de M. le professeur Trousseau.

Stéthoscope intercostal de M. Biundi, de Palerme. — Cet instrument aplati dans un de ses sens est destiné à s'appliquer sur les espaces intercostaux, lorsque les malades sont amaigris et que le stéthoscope ordinaire ne peut s'appliquer exactement (fig. 47).

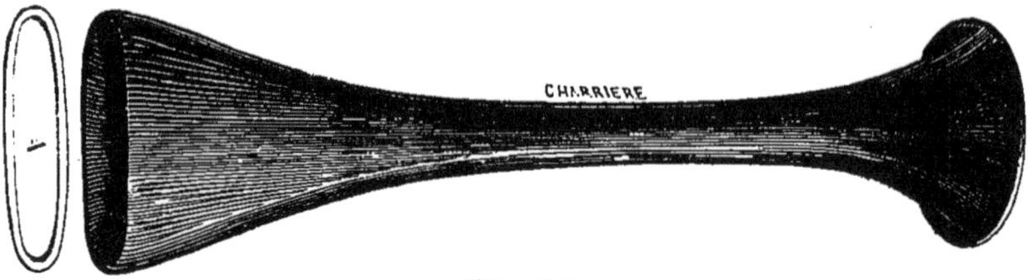

(Fig. 47.)

Stéthoscope en bois de frêne.

Ces stéthoscopes ne sont pas cassants comme ceux qui sont en ébène ou en cèdre.

Stéthoscope double ou différentiel, moitié tuyau en caoutchouc, et à l'aide duquel on peut ausculter les malades dans le bain et écouter à la fois les deux côtés de la poitrine, ou un seul, à volonté; fabriqué pour M. Gouin avant 1850.

Stéthoscope percuteur de M. Martin Solon.

Miroir réflecteur de M. Richelot.

d° de M. Barth.

d° de M. A. Amussat.

d° de M. le professeur Laugier.

Ces divers miroirs sont destinés à éclairer les cavités et les organes situés profondément.

Cautère en platine de M. Regnaud, chauffé à l'aide de la pile.

d° de M. Amussat.

Porte-moxa à pression continue (fig. 48).

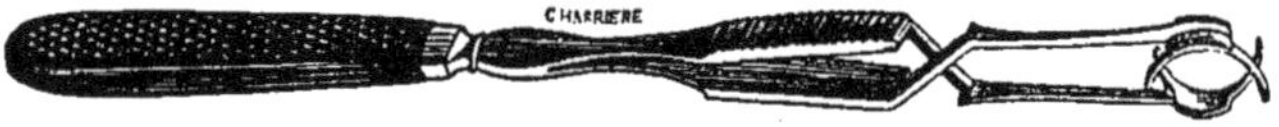

(Fig. 48.)

Pince à suture de M. Bonnefin. — Cette pince est composée de trois branches, dont une centrale F sert de point d'appui aux deux latérales A B, C D. Au milieu de la branche centrale est fixée une petite tige I, terminée par un bouton quadrillé G, qui sert de point d'appui lorsqu'on veut saisir une des lèvres d'une plaie; puis avec la branche restée libre on va saisir la seconde lèvre, qui se trouve ainsi réunie à la première et permet de faire la suture sans le secours d'aucun aide (fig. 49).

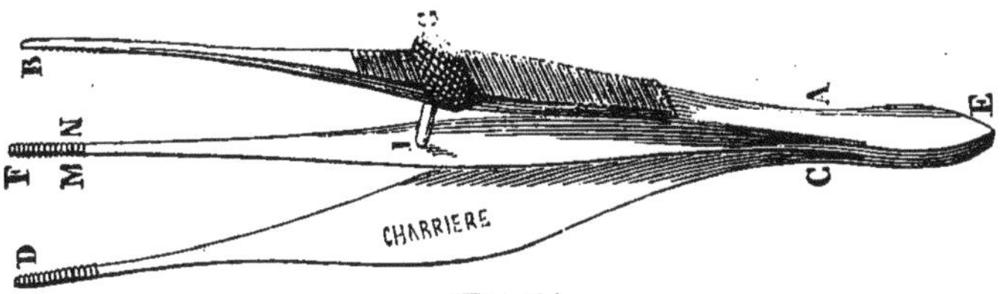

(Fig. 49.)

Pince tire-balle de M. J. Cloquet.

2 modèles de cisailles à deux courbures droite et gauche de M. le professeur Nélaton (fig. 50).

1 d° d'avant en arrière.

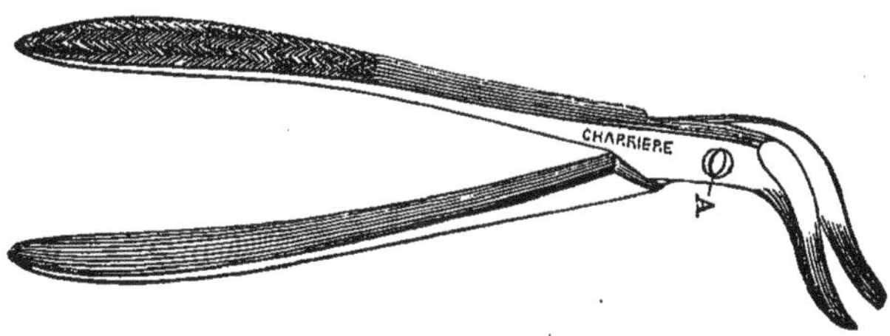

(Fig. 50.)

Etau dit *sergent* pour presser sur les cisailles et suppléer à l'action musculaire insuffisante (fig. 51).

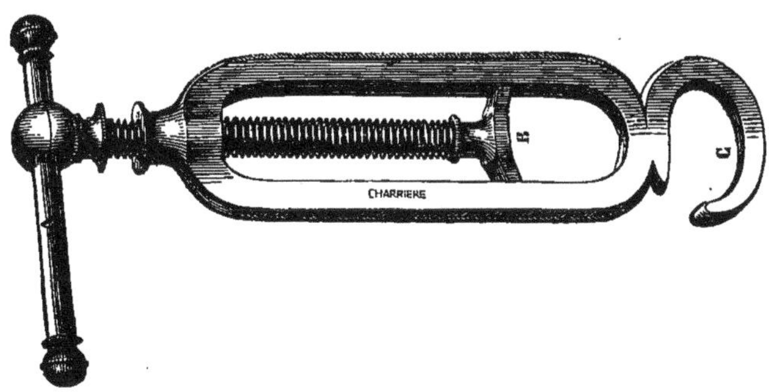

(Fig. 51.)

Pince à perforation des os de M. le professeur Nélaton pour préparer le passage de la scie à chaîne.

Serre-nœud métallique et à vis de rappel et à pression continue.

Il y a sept ans environ, mon père avait fabriqué le premier, pour M. Chassaignac, divers serre-nœuds ou écraseurs de tumeur. Ces instruments agissaient au moyen d'une vis de rappel avec ou sans adjonction d'un treuil placé à l'extrémité d'une gouttière. A l'autre extrémité de la vis se trouvait une virole dans laquelle passait une chaîne articulée et assemblée à l'écrou d'une vis dans le genre du *serre-nœud* de Græff.

Depuis, M. Chassaignac a modifié cet instrument en remplaçant la vis par deux tiges taillées en crémaillère et par deux cliquets munis de ressorts exactement d'après le principe du *brise-coque* primitif de M. Heurteloup. La différence entre ces deux instruments est peu importante ; car, dans le second, ce sont les mors du brise-coque qui sont assemblés à l'extrémité de la crémaillère, tandis que dans le premier ce sont les extrémités de la chaîne.

Tel qu'il est confectionné, cet instrument paraît remplir les indications demandées par son inventeur; cependant celui-ci a été forcé de renoncer à la section de la peau par la méthode d'écrasement, la rupture trop fréquente des chaînes l'a mis dans cette nécessité; aussi, quand il veut faire l'amputation du sein, coupe-t-il les téguments d'abord avec un bistouri, et il achève l'opération avec l'écraseur. De plus, on peut reprocher à cet instrument d'être un peu compliqué.

J'ai pensé qu'il était possible de produire une action plus complète, et qu'il y avait moyen de couper par pression tous les tissus indistinctement, en ajoutant à la constriction un mouvement de scie, c'est-à-dire en combinant deux principes, l'un, celui de l'instrument de M. Lucien Boyer, qui, comme on le sait, fait la section des tumeurs polypeuses en sciant; l'autre, du brise-pierre de Jacobson, à point fixe excentrique.

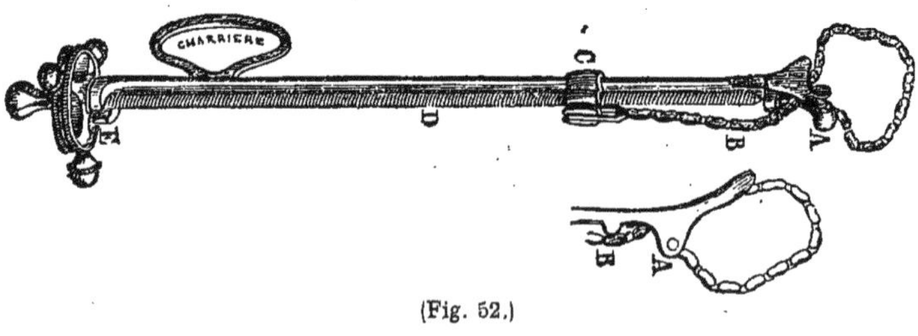

(Fig. 52.)

J'ai donc fixé la chaîne à demeure, soit au moyen d'une vis, soit au moyen d'un crochet, dans le point excentrique A (fig. 52); la disposition de l'assemblage permet un mouvement d'articulation. L'autre bout de la chaîne B passe dans une mortaise et vient se fixer à l'écrou C d'une vis D suffisamment longue pour que la chaîne puisse embrasser la circonférence d'une tumeur volumineuse.

Il est très-facile de se servir de cet instrument. Une extrémité de la chaîne est fixée au point excentrique A, la chaîne entoure la tumeur, puis est engagée dans la mortaise et fixée par son autre extrémité à l'écrou mobile que l'on rapproche ou que l'on éloigne du sommet de l'instrument, selon la longueur de la portion de chaîne employée pour embrasser la tumeur. En faisant tourner la vis à l'aide du treuil E, on abaisse l'écrou et on diminue la largeur de l'anneau formé par la chaîne, car celle-ci s'abaisse et agit sur la tumeur non-seulement en pressant de haut en bas, mais encore en sciant avec une extrême lenteur les parties latérales. Lorsque le pédicule de la tumeur est devenu tellement étroit qu'il ne reste plus d'anneau formé par la chaîne, les derniers maillons basculent complétement, la chaîne devient rectiligne, détruisant sur son passage les dernières parcelles du pédicule.

Cet instrument est d'une grande simplicité; par conséquent, peu dispendieux; il est destiné, je crois, à produire beaucoup d'effet sans nécessiter un effort considérable.

La vis que nous avons appliquée à cet instrument est à filet unique; il est bien entendu que l'on peut augmenter la vitesse en augmentant le nombre des filets, et l'on conserve la même force en augmentant la puissance du levier. Ce système permet d'appliquer une ligature métallique; dans ce cas, un fil aussi volumineux qu'on le désire à cause de l'excentricité du point d'appui est substitué à la chaîne articulée.

Nous sommes arrivé à supprimer les grands frottements : 1° au niveau du point d'appui par le mode d'articulation que nous avons adopté; 2° au sommet de la vis en la terminant par une pointe; 3° au collet de l'instrument et sur la mortaise en facilitant le glissement de la chaîne par l'application d'une poulie.

La figure 2 représente le même instrument, toutefois avec cette différence que le point d'appui de la chaîne est non plus à la partie la plus élevée, mais un peu plus bas, et que la chaîne elle-même décrit un parcours qui la conduit vers une partie excentrique et que, glissant sur l'espèce de plan incliné de l'instrument, elle est ramenée vers le centre.

Il ne nous reste qu'un mot à ajouter pour faire connaître encore quelques-uns des avantages de cet instrument. L'excentricité du point d'appui, la largeur de la mortaise permettent d'appliquer au même instrument des chaînes de trois ou quatre largeurs différentes. Il en résulte qu'un seul instrument est suffisant lorsque les indications nécessitent l'emploi d'une force très-grande, et par conséquent d'une chaîne très-résistante. La chaîne étant à découvert dans toute son étendue, il est toujours facile de suspendre l'opération et de retirer l'instrument en décrochant la chaîne.

Si l'on veut prolonger la durée de la compression, afin d'obtenir, ainsi que le désire M. Chassaignac, la coagulation du sang, on peut à l'aide de la vis, parfaitement graduée d'ailleurs, obtenir la courbure en arc de la tige de l'instrument. On laisse alors celui-ci en place; il agit par la seule élasticité de la tige trempée en ressort,

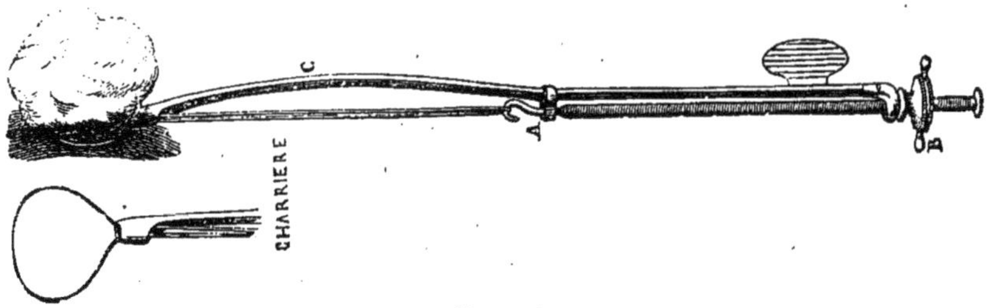

(Fig. 53.)

exactement comme les serre-nœuds que nous avons fabriqués d'après les indications de M. Ricord et de M. Tesse de Douai (fig. 53).

Enfin, nous pouvons diminuer la largeur de l'extrémité supérieure de l'instrument, afin de le faire pénétrer dans des cavités étroites, puisqu'il n'y a qu'un seul chef de chaîne ou de fil métallique à passer à la fois.

Cet instrument a déjà subi plusieurs épreuves sur le cadavre : il a pu couper une mamelle assez volumineuse. Enfin M. le professeur Nélaton l'a employé sur une des malades confiées à ses soins pour faire l'amputation d'une portion de la langue.

Appareil à pression continue de M. Giraldès pour le rapprochement des lambeaux des moignons.

Trocart à lame de lancette de M. le professeur Cloquet.

Trocart et accessoires de M. Destrem pour évacuer le pus des abcès au moyen du vide.

Trocart explorateur à deux fins et avec une seule canule. Celle-ci peut servir à recueillir les liquides et reçoit dans son intérieur une espèce de tire-fond servant d'emporte-pièce pour obtenir des fragments solides (fig. 54). Il est fabriqué d'après le principe des perce-tympan de MM. Fabrizi et Vannoni de Florence, exécutés autrefois par M. Charrière père.

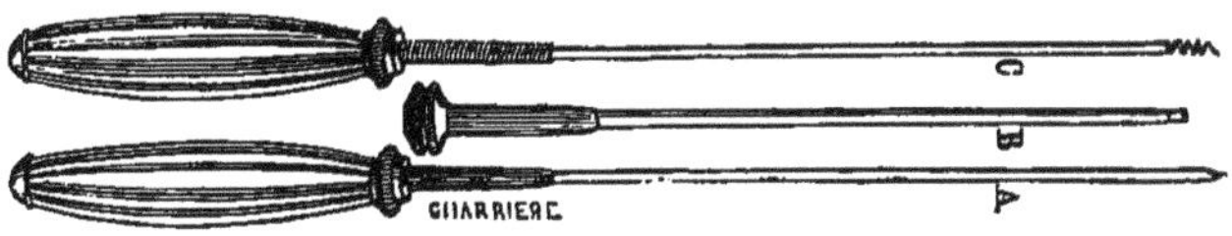

(Fig. 54.)

Trocart explorateur à tige creuse, à pointe taillée en bec de flûte.

Plaque à lunette conductrice du trépan, par M. le baron H. Larrey.

Divers lancetiers.

Seringue à vaccin de M. Lalagarde.

Porte-aiguilles à anneau de M. le professeur Cloquet, en

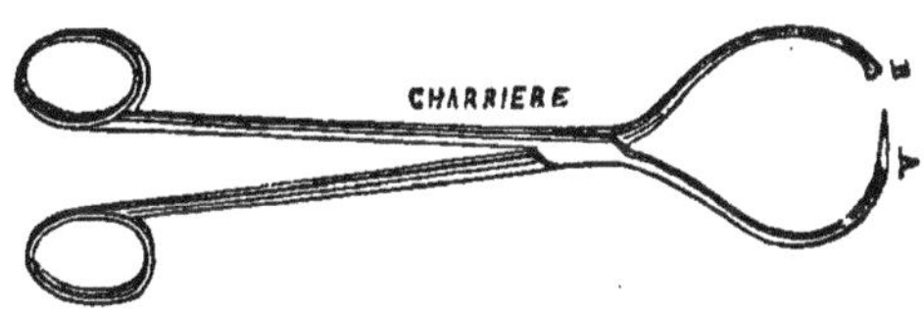

(Fig. 55.)

forme de ciseau, muni d'une échancrure à la partie supérieure pour accrocher le fil en revenant du côté opposé. Ce porte-aiguilles est en même temps porte-épingles (fig. 55).

Ténaculum double à anneau (fig. 56).

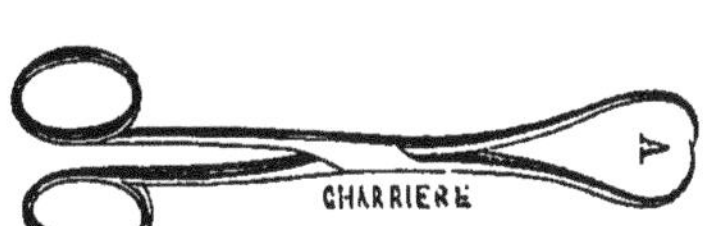

(Fig. 56.)

Serres-fines de M. Vidal de Cassis, que nous avons coudées pour rendre le pansement plus facile.

Sonde cannelée et *porte-ligature* de M. Cusco.

Filière millimétrique (fig. 57).

Appareil à chloroforme (fig. 58).

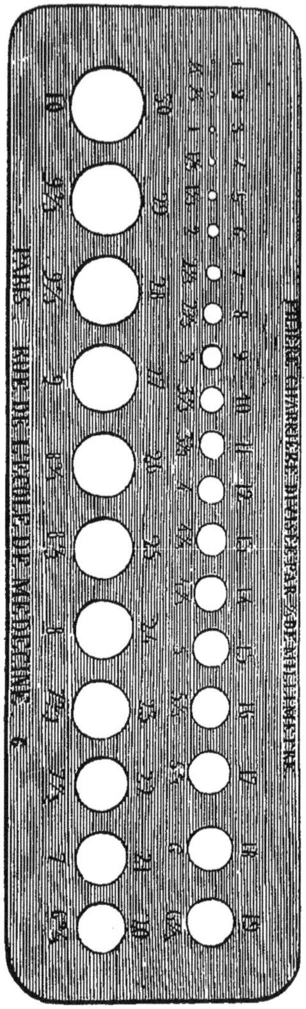

(Fig. 57.)

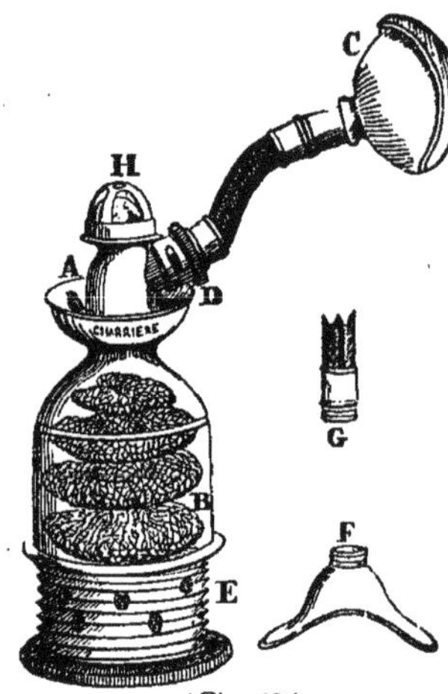

(Fig. 58.)

Ténaculum avec un tige à coulisse venant former avec la pointe du ténaculum une anse conique qui permet de faire glisser fac le-ment une ligature dans les anfractuosités profondes.

Appareil à anesthésie locale (fig. 59).

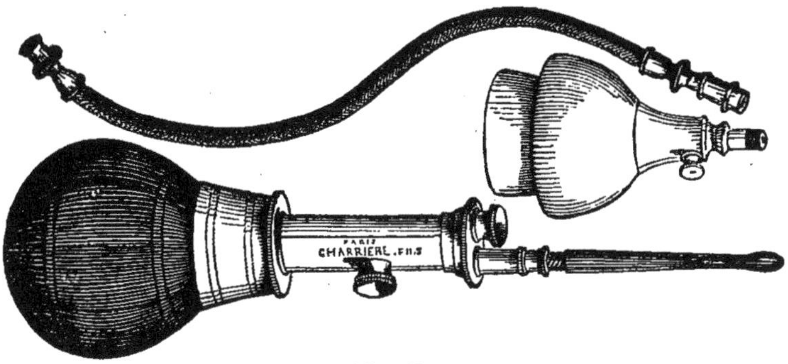

(Fig. 59.)

Appareils en ivoire flexible, tels que bouts de sein, de biberon, bougies, canules anales, etc.

Appareil calorique à transfusion du sang modifié : la modification consiste principalement dans un robinet à double effet ; il permet à cet appareil de transvaser le sang par un seul mouvement et sans qu'il puisse se refroidir.

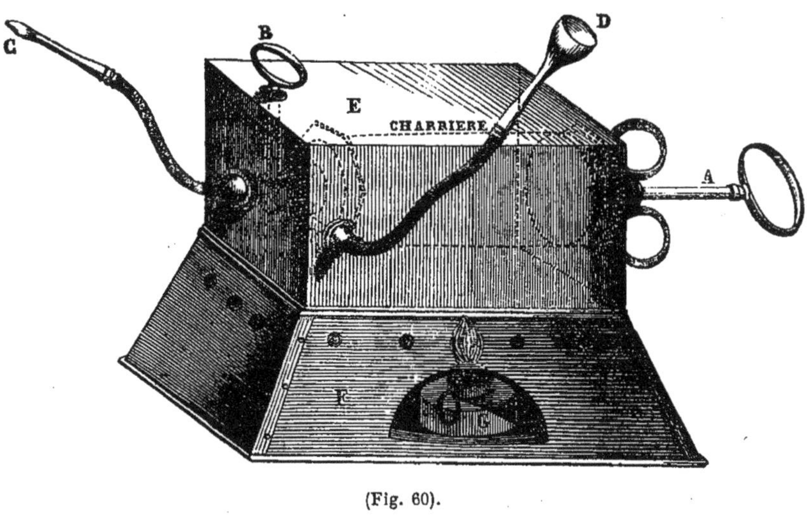

(Fig. 60).

Compas pour mesures externes, pour diamètres, saillies, cavités internes et externes.

Aiguille de Deschamps à pointe démontante, avec chas conducteur dans la courbure.

Nouveau brancard muni d'une roue pour le transport des blessés, fabriqué d'après les indications de M. Devilliers ; la roue de cet appareil est rainée et peut s'engrener sur un rail de chemin de fer. On peut enlever la roue, le brancard devient alors un brancard ordinaire. Enfin nous avons disposé ce brancard de telle sorte qu'il puisse être ployé, il est alors d'un petit volume. Les diverses articulations sont munies de ressorts qui lui donnent toutes les garanties de solidité désirables.

Maladies des yeux, des paupières et de l'appareil lacrymal.

Trousse pour les ophthalmologistes.

Aiguille double pour l'abaissement de la cataracte. — Cet instrument, dont M. le professeur Gerdy demandait depuis longtemps l'exécution aux fabricants, est très-ingénieux ; quoique double, cette aiguille pique aussi bien que l'aiguille simple ; lorsque ses deux pointes sont écartées ; elle divise les tissus à la manière des ciseaux (fig. 61).

Nouvel instrument de M. le professeur Nélaton pour l'extraction des débris de capsule et des cataractes secondaires par la cornée (fig. 62).

Kystitome de M. Alessi de Rome. — Cet instrument se compose de deux pièces d'acier glissant l'une sur l'autre (fig. 63).

Le mécanisme de ce dernier diffère tout à fait de ceux qui ont été faits jusqu'à présent. La branche inférieure et la plus longue se termine à son extrémité comme une lame large d'aiguille à cataracte, piquante et coupante sur les côtés ; à son extrémité supérieure est fixé, rivé solidement, un petit tenon ou pointe ; cette même pointe rentre dans une petite gouttière pratiquée dans la branche supérieure. La branche supérieure est munie, à son extrémité, d'une petite griffe qui sert à accrocher la capsule cristalline.

Pour se servir de l'instrument, on incise la capsule cristalline avec la lame de la branche inférieure ; on appuie ensuite sur la bascule qui est sur le manche, alors la branche supérieure glisse sur le petit tenon qui lui fait faire saillie, et la soulève pour aller en même temps accrocher la capsule et retomber aussitôt, saisie par un mouvement inaperçu opéré par la gouttière et le tenon qui fait échappement.

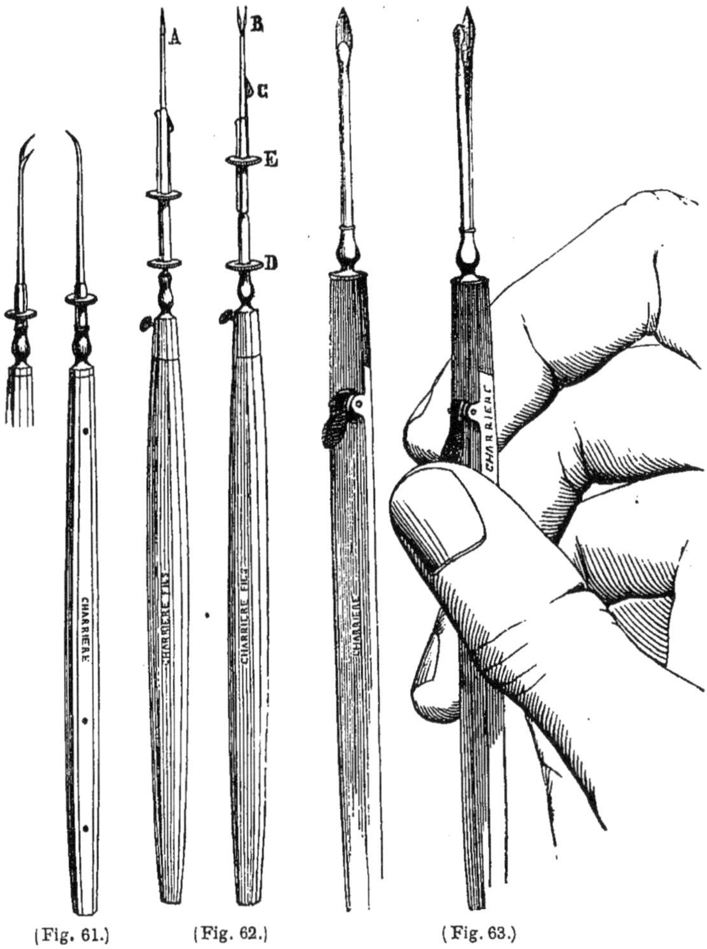

(Fig. 61.) (Fig. 62.) (Fig. 63.)

A l'aide de cet instrument, en sortant le kystitome du globe oculaire, on entraîne avec la griffe adaptée à la branche supérieure les lambeaux de capsule qu'il est si difficile de saisir lorsque le cristallin a été extrait. (*Archives d'ophthalmologie.*)

Aiguille-pince ou *serretelle à pointes* pour les cataractes secondaires. Elle pénètre par la sclérotique (fig. 64). M. Guersant et plusieurs autres chirurgiens l'ont déjà employée avec avantage.

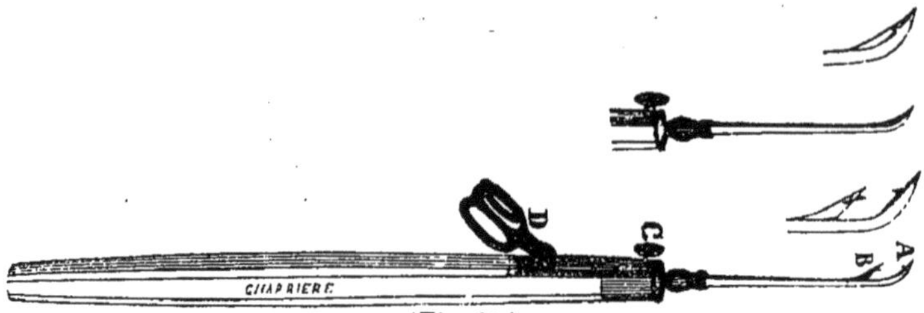

(Fig. 64.)

Aiguille-pince de M. Luzardi, avec pédale.

Aiguille avec érigne et pédale.

Bistouri kystitome caché, de M. Desmarres.

Pince serretelle, du même auteur, simplifiée (fig. 65).

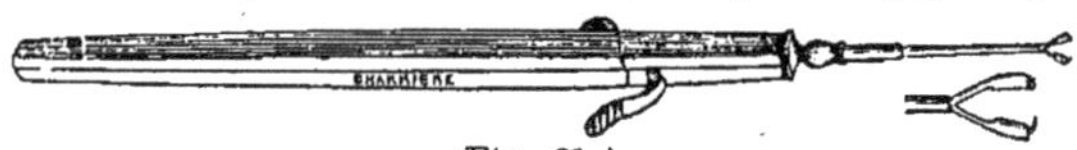

(Fig. 65.)

Ciseaux terminés par une pointe mousse et destinés à la section de la cornée, par M. Ad. Richard.

Ciseaux à bascule, de M. Wilde (fig. 66).

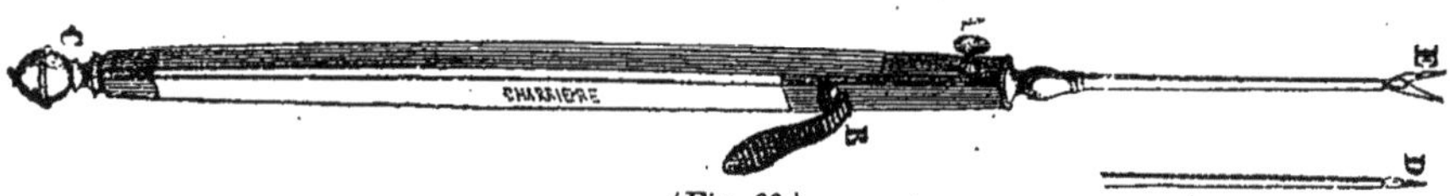

(Fig. 66.)

Pince de M. Desmarres, à tumeur des paupières, à pression, à vis ou à pression continue (fig. 67).

Pince à double mors pour la suture des paupières, du même auteur.

Ophthalmostat de M. le professeur Nélaton (fig. 68).

Ophthalmostat de M. Desmarres.

Anneau fixateur de l'œil, à double griffe, du même auteur.

Elévateur des paupières, nouveau modèle à plaque pleine, et ayant la forme de l'œil.

Releveur et abaisseur de M. Desmarres. Je les ai rassemblés à coulisse, afin que les deux manches aient assez de longueur et puissent néanmoins se placer dans une petite trousse.

Lunettes avec un ressort pour soutenir les paupières paralysées.

Seringue en verre pour faire les injections des voies lacrymales par la méthode d'Anel.

Nous avons déjà parlé des modifications que nous avons apportées au corps de pompe des seringues d'Anel (p. 31); nous avons à signaler une amélioration plus importante encore faite à la canule, en montant celle-ci sur le corps de pompe à l'aide d'un pas de vis extérieur. Cette disposition permet de faire disparaître cette espèce d'entonnoir au fond duquel on ne pouvait trouver l'orifice de la canule pour introduire le stylet qui devait la déboucher (fig. 69). Dans la boîte se trouve un corps de pompe de rechange.

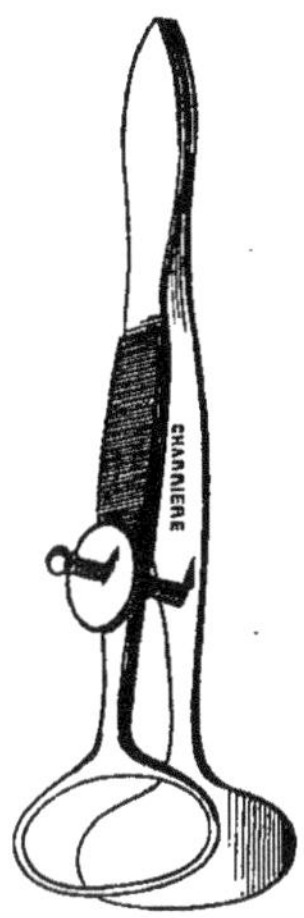

(Fig. 67.)

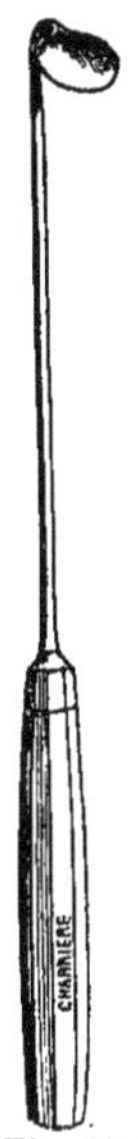

(Fig. 68.)

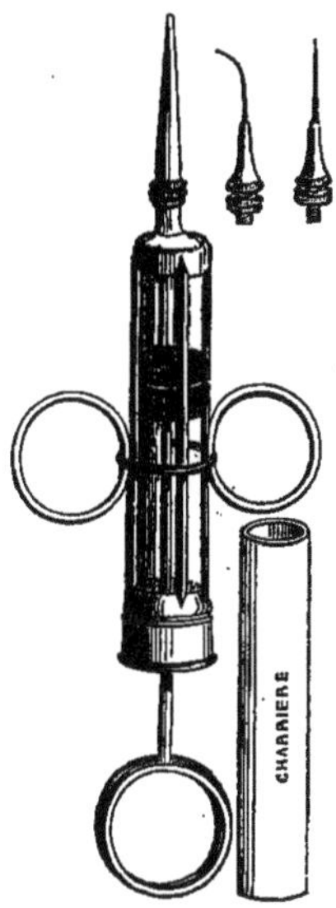

(Fig. 69.)

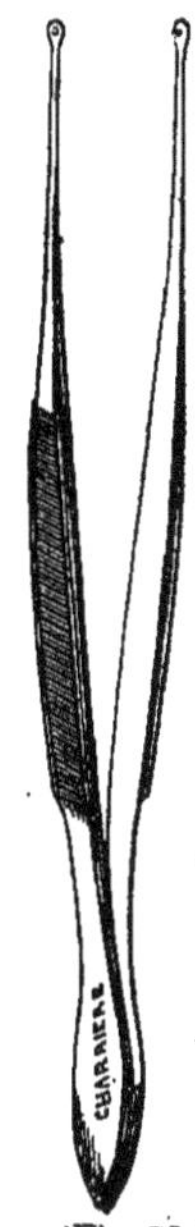

(Fig. 70.)

Appareil à injection des points lacrymaux fonctionnant par la pression atmosphérique, d'après les indications de M. Quadri (de Naples).

Stylets d'Anel et de Mejean, trempés en ressort.

Compresseur pour les voies lacrymales, de M. Bonnafond.

Le même instrument monté sur une paire de lunettes.

Pince à pupille artificielle de M. Sichel (fig. 70).

Pince à pupille artificielle, en forme de brise-pierre, de M. Notta de Lisieux.

Pinces de M. Tavignot pour faire les sutures des paupières avec des épingles (fig. 71).

Petit compas pour mesurer l'orbite, construit sur la demande de M. Sichel.

Canule à double jet, pour pratiquer des irrigations ou des douches sur les deux yeux à la fois, par M. Desmarres.

Double irrigateur, de M. Margoullies (fig. 72).

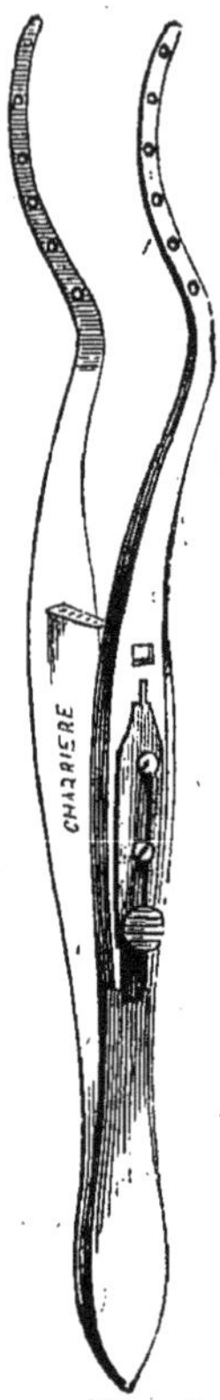

(Fig. 71.)

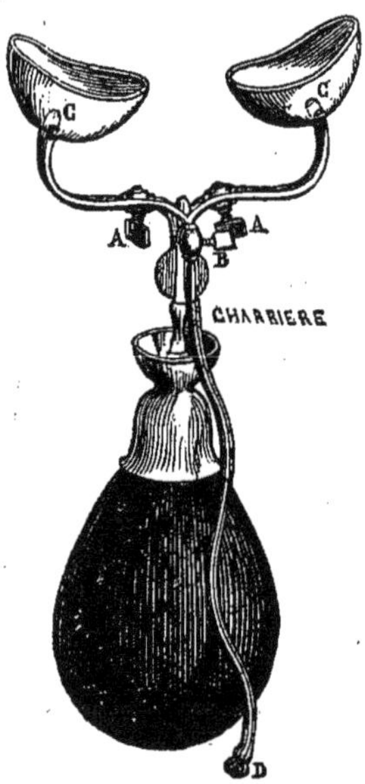

(Fig. 72.)

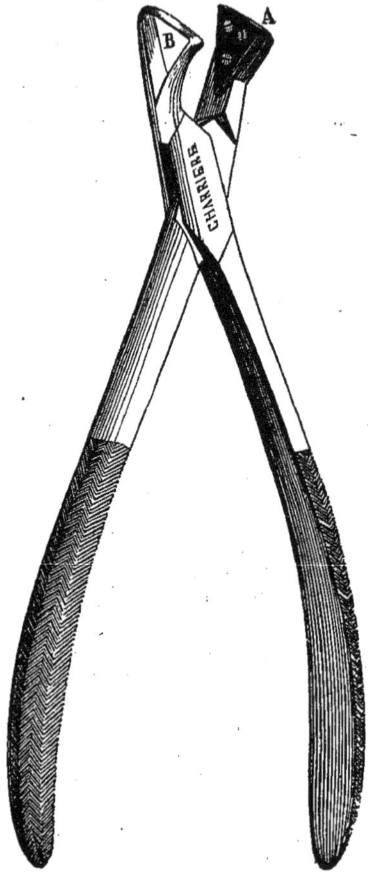

(Fig. 73.)

Oreille.

Instrument pour retirer les corps étrangers de l'oreille.

Cornet acoustique qui s'allonge comme une lorgnette.

Speculum de l'oreille, de M. Bonnafont.

Perforateur du tympan, du même auteur.

Six sortes de petits instruments doubles, pour les polypes et les corps étrangers de l'oreille; *curettes*, *tire-fonds*, *leviers*, *petits couteaux*, etc.

Bec-de-lièvre.

Pince emporte-pièce pour le bec-de-lièvre, de M. Guersant (fig. 73).

Aiguilles à bec-de-lièvre à écrous de M. Thierry (fig. 74).

Pince à pression continue pour le bec-de-lièvre, de M. Guersant (fig. 75).

Serres-fines spéciales de M. Guersant pour le bec-de-lièvre.

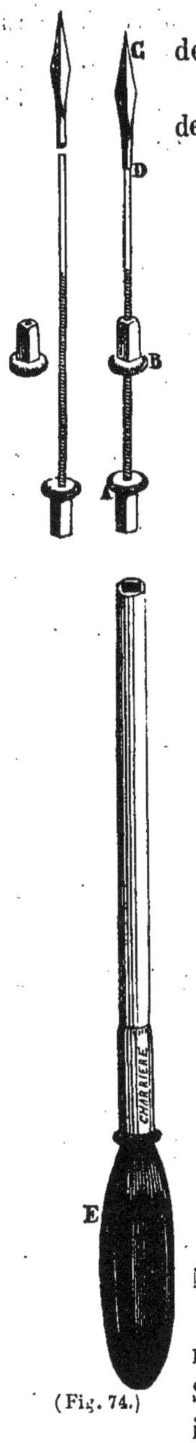

(Fig. 74.)

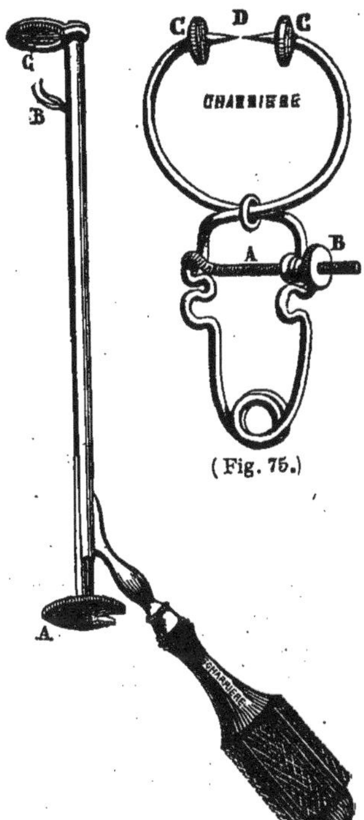

(Fig. 75.)

(Fig. 76.)

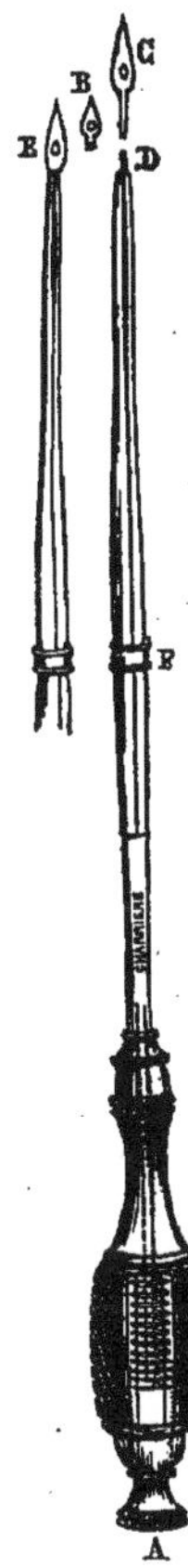

(Fig. 77.)

Staphylorapbie.

Erignes à coulisse pour la staphyloraphie, de M. le professeur Denonvilliers.

Nous avons remplacé l'érigne postérieure par un anneau porte-caoutchouc dont se sert M. le professeur Sédillot pour ramener d'arrière en avant les aiguilles indépendantes que l'on a conduites d'avant en arrière à travers les tissus (fig. 76). Cet instrument a le double avantage de fixer le voile du palais et de ramener l'aiguille ; il n'est d'ailleurs qu'une simplification de celui que mon père a fabriqué pour M. Bourgougnon. Il ne peut que faciliter l'emploi de la broche porte-aiguille que l'on trouve dans l'appareil de M. Sédillot (fig. 77).

Voyez *aiguille à chas brisé*, page 119.

Dents.

Davier-clef de M. Paul Simon.

Petite scie tournante du même auteur.

Moules à bouche à développement, l'un oblique, l'autre parallèle.

Divers modèles de daviers spéciaux et d'instruments à dents fabriqués pour M. de Villemur.

Pince à couper les racines des dents. — Cet instrument est trempé de telle sorte qu'après lui avoir fait couper de l'ivoire, on peut lui faire couper une feuille de papier.

Obturateur de divers modèles.

Clef à dent de M. Collignon de Rouen, disposée de telle sorte que le panneton est toujours parallèle à la dent.

Miroir en argent monté sur grenouillère.

Dilatateur ouvre-bouche, construit sur la demande de M. Delabarre et auquel j'ai ajouté un abaisse-langue.

Porte-caustique grillagé, pour la cautérisation de l'arrière-bouche et de l'œsophage.

Elévateur dentaire de M. Roques (fig. 78).

Amygdales et Pharynx.

Bouche artificielle à soupape, de M. Bellod, de Blois, pour l'alimentation des aliénés indociles.

Ciseaux courbes de M. Guersant pour les amygdales.

Amygdalotome à trois lames, modèle de M. le professeur Velpeau.

Le même à lunette, dont l'étendue peut être augmentée ou diminuée (fig. 79).

Amygdalotome modifié par l'application d'une vis pour régler le

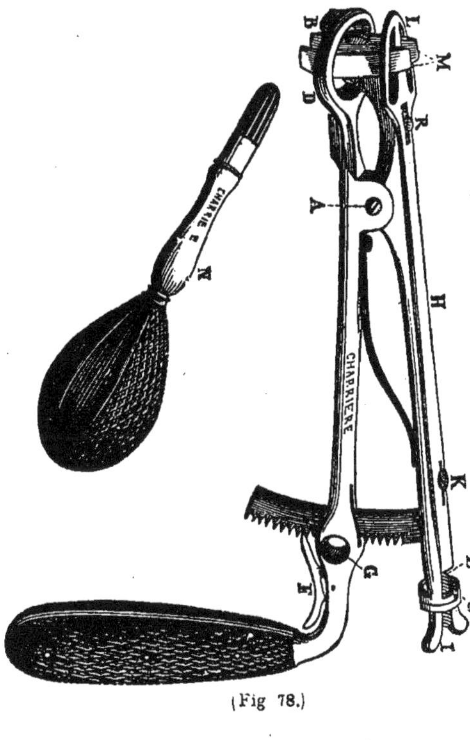
(Fig 78.)

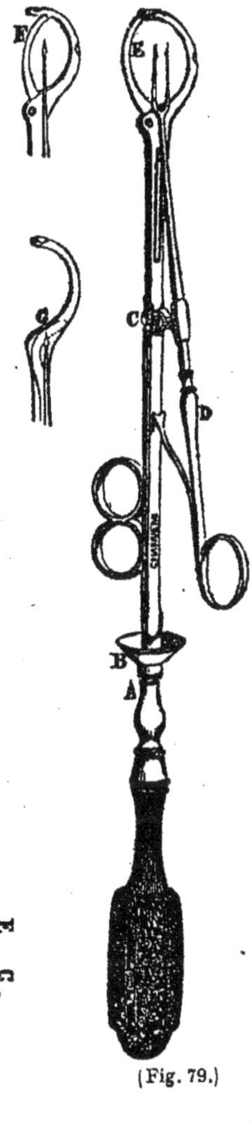
(Fig. 79.)

mouvement de bascule de la broche, d'après l'indication de M. le professeur Nélaton.

Amygdalotome, nouveau modèle fonctionnant à l'aide d'une seule main, par M. Maisonneuve.

Amygdalotome fonctionnant à l'aide d'une seule main.

L'ancien amygdalotome ne pouvait être manœuvré qu'avec les deux mains : une tenait la lame, l'autre embrochait l'amygdale. Notre nouveau modèle (fig. 80) n'exige l'emploi que d'une seule main ; il présente les avantages suivants :

1° La broche que l'on fait glisser avec le pouce ne peut basculer que quand elle est arrivée au sommet de sa course, c'est-à-dire lorsque l'amygdale a été entièrement fixée ;

2° Près de l'échancrure se trouve une vis qui règle l'écartement de la broche et en même temps presse sur un ressort qui permet de tirer la lame ;

3° Il est impossible de faire mouvoir la lame avant que l'amygdale soit complétement saisie et écartée, car c'est le mouvement de bascule qui écarte le ressort qui maintient la lame ;

4° Le mode d'articulation à tenon permet d'adapter à l'instrument des lunettes de différentes grandeurs ;

5° Toutes les pièces de l'instrument sont articulées très-simplement ; il suffit de presser sur des ressorts ou de les soulever avec l'ongle pour les isoler entièrement, et par conséquent le nettoyage est des plus faciles.

Pour démonter l'instrument, soit afin de le nettoyer, soit pour changer les lunettes, on procède de la manière suivante :

1° La broche est ramenée aussi bas que possible, on soulève son extrémité A afin de la dégager de la rainure conductrice, puis on la tourne à droite ou à gauche pour le dégager du tenon B ;

2° On presse sur un petit ressort F situé en bas, et sur un des côtés pour enlever le manche ;

3° En soulevant avec l'ongle le ressort D placé à la partie moyenne et postérieure, on fait glisser un coulant qui maintient les différentes pièces qui composent la lunette ;

4° La lunette postérieure H, plus petite, est tournée à gauche ou à droite et dégagée du tenon que supporte la lunette antérieure ;

5° Avec l'ongle on soulève la lame I et on l'enlève ;

6° Il suffit de tirer légèrement sur la lunette antérieure G pour la détacher complétement ;

7° En soulevant avec l'ongle le ressort D et en repoussant le coulant de bas en haut, on le fait passer par la partie supérieure et on l'enlève ;

8° En soulevant l'extrémité supérieure du ressort D, on fait glisser la tige métallique, qui glisse dans la coulisse.

Pour remonter l'instrument après qu'il a été nettoyé, on procède en sens inverse, ainsi :

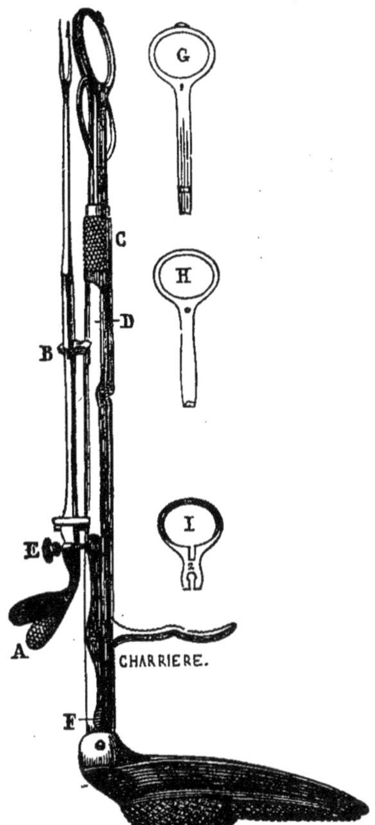

(Fig. 80.)

1° On engage la tige métallique de bas en haut ; 2° l'anneau et son ressort sont mis en place, en ayant soin de les faire descendre aussi bas que possible en soulevant le ressort pour lui faire franchir le point d'arrêt ; 3° on place la lunette la plus longue, que l'on maintient en place en faisant parcourir au coulant une distance suffisante, mais de manière qu'il ne recouvre pas le point où doit se placer la petite lunette ; 4° on place la lame en faisant glisser son échancrure supérieure dans le tenon ; 5° on place la petite lunette et on fait remonter le coulant ; 6° on réapplique le manche, puis la broche, en procédant en sens inverse de ce qui a été fait.

Lorsqu'on veut seulement changer les lames, il suffit d'enlever la broche et de faire glisser l'anneau ; on procède alors comme il a été dit plus haut : il n'est pas besoin de toucher au manche ni à la tige centrale, etc.

Nous avons disposé cet instrument de manière à réunir sur un même corps trois grandeurs variées de lunettes, aussi solidement et aussi simplement, au moyen d'un coulant avec prolongement.

Amygdalotome se manœuvrant à l'aide d'une seule main, nouveau modèle fabriqué pour M. le professsur Nélaton, d'après ses indications.

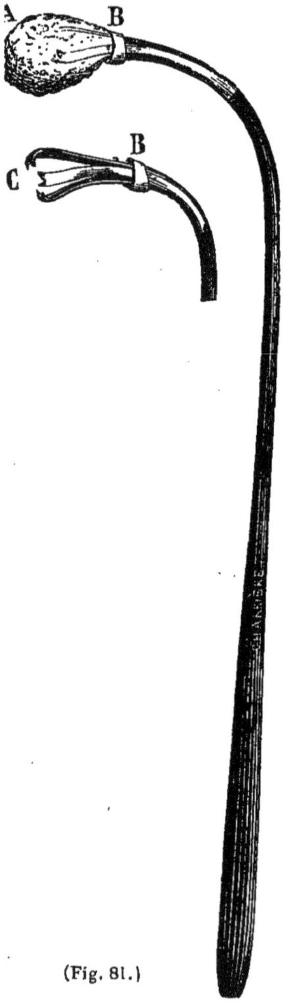

(Fig. 81.)

Dans ce modèle le point d'arrêt qui empêche la lame de glisser n'est plus déplacé par la vis régulatrice de l'écartement, mais bien par un double ressort qui par une de ses extrémités prend un point d'appui sur l'extrémité inférieure de l'instrument, et de l'autre soulève le point d'arrêt. La plus légère pression déprime le ressort, le fait avancer, de sorte que l'on peut tirer la lame, quel que soit le degré d'écartement de la broche et quelle que soit la course que cette dernière ait parcourue. On peut ainsi exciser telle ou telle portion d'amygdale que l'on désire.

Amygdalotome de M. Archigenès, se manœuvrant comme une paire de ciseaux.

Pharyngotome à lames découvertes, droites et courbes.

Pharyngotome fenêtré de Récamier.

Pince porte-éponge à trois branches pour porter les caustiques dans l'arrière-gorge, construite d'après les indications de M. le docteur Adams, de New-York. — Le coulant qui serre les branches est mu par un système de baïonnette qui l'empêche de rétrograder. Nous avons depuis appliqué ce même moyen au porte-pierre de trousse avec une articulation très-solide (fig. 81).

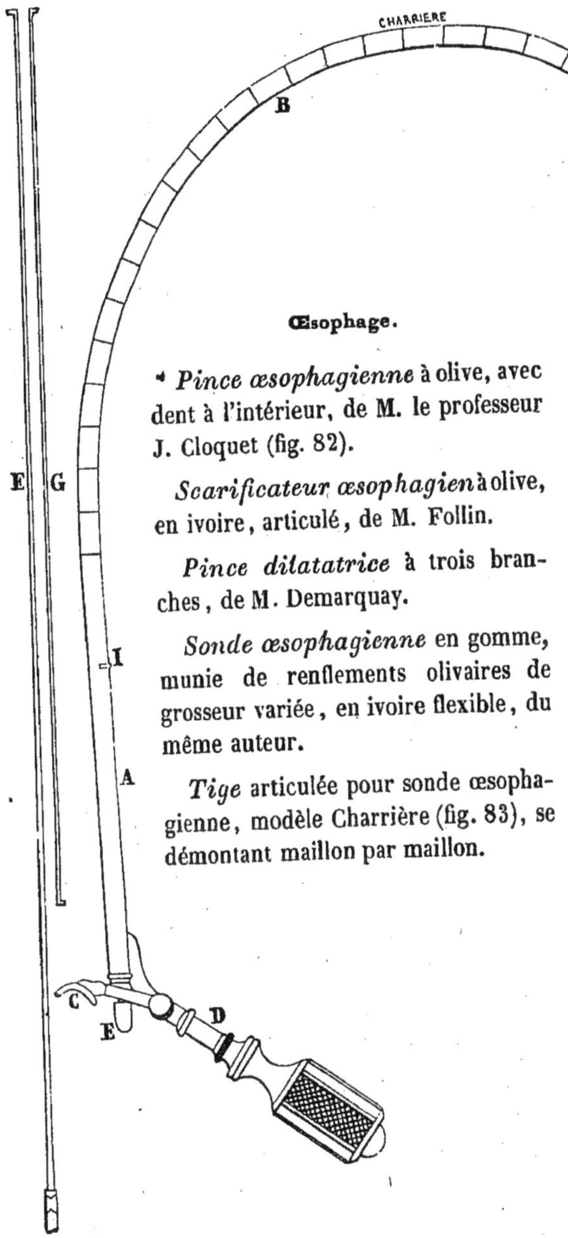

Œsophage.

* *Pince œsophagienne* à olive, avec dent à l'intérieur, de M. le professeur J. Cloquet (fig. 82).

Scarificateur œsophagien à olive, en ivoire, articulé, de M. Follin.

Pince dilatatrice à trois branches, de M. Demarquay.

Sonde œsophagienne en gomme, munie de renflements olivaires de grosseur variée, en ivoire flexible, du même auteur.

Tige articulée pour sonde œsophagienne, modèle Charrière (fig. 83), se démontant maillon par maillon.

(Fig. 83.)

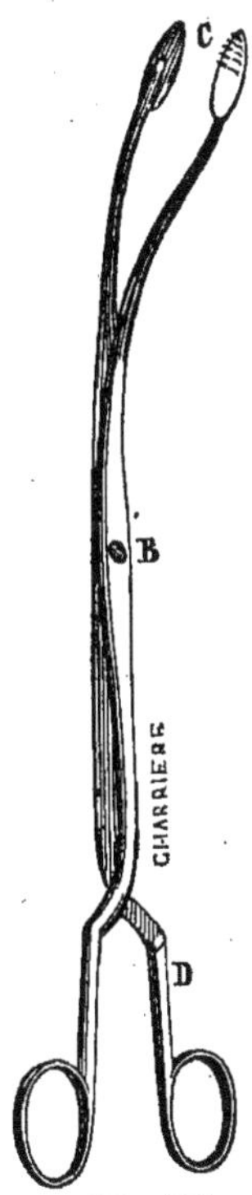

(Fig. 82)

Voies aériennes.

Canule à soupape d'Aug. Bérard. La première canule à soupape pour l'homme a été faite par mon père, sur la demande d'A. Bérard.

« A l'époque où il était encore à l'hôpital Necker (c'est-à-dire avant le 2 juillet 1842), un homme lui fut amené avec une commotion cérébrale... Ce malade ayant manqué plusieurs fois d'être asphyxié, la laryngotomie devint imminente, et elle fut pratiquée. M. Bérard, pensant que l'asphyxie était due à la paralysie des muscles dilatateurs de la glotte, eut l'idée d'appliquer un instrument qui, permettant l'entrée de l'air, ne le laissait pas échapper. Il en parla à M. Charrière, qui fit une canule avec laquelle le malade parlait très-bien. » (*Extrait des procès-verbaux de la Société de chirurgie*, séance du 22 juillet 1846. Dans *la Gazette des Hôpitaux*, 11 août 1846, page 370.)

Canule de M. Richet pour rétablir la continuité des voies aérien-

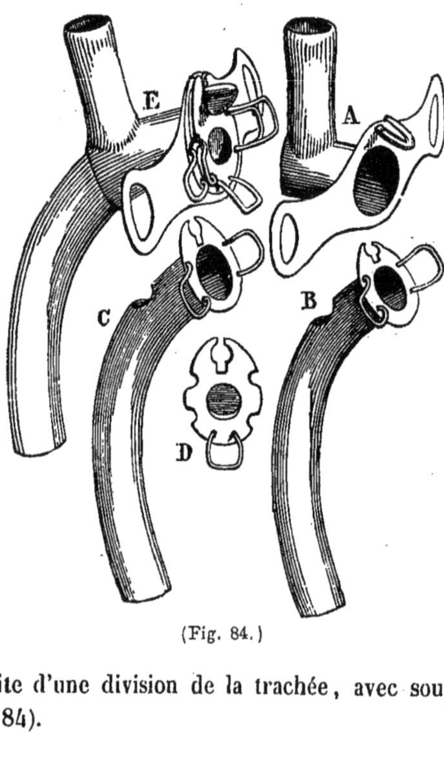

(Fig. 84.)

nes à la suite d'une division de la trachée, avec soupape de notre modèle (fig. 84).

Pince à fausse membrane de M. Guersant.

Bistouri en feuille de myrte de M. Sestier pour la scarification de la glotte œdémateuse.

Pince à lames de M. Sestier pour la scarification de l'ouverture supérieure du larynx.

Pince et scarificateur du même auteur et destinés au même usage.

Double mandrin en S de M. Guersant, pour servir à l'introduction des canules à trachéotomie.

Tenaculum cricoïdien de M. le d^r^ Chassaignac.

Nez artificiel assemblé avec des lunettes; ces pièces peuvent exécuter des mouvements indépendants.

Canule à trachéotomie, bivalve, à bascule et à deux branches, sur l'une desquelles se trouve un petit écrou qui la maintient écartée, faite sur les indications de M. Paquet de Roubaix (Nord).

Intestins, hernies.

Porte-ligature pour les intestins, de M. P. Boyer.

Bistouri de Grzymala. — Ce bistouri offre, lorsqu'il est ouvert, une lame courbée enchâssée dans une gaîne CA; lorsqu'on veut presser contre l'obstacle, cette gaîne fuit en arrière, tandis que la lame D se dégage de son fourreau; aussitôt que la pression cesse, le ressort B qui termine le fourreau réagit par son élasticité, et celui-ci vient de nouveau enfermer la lame (fig. 85).

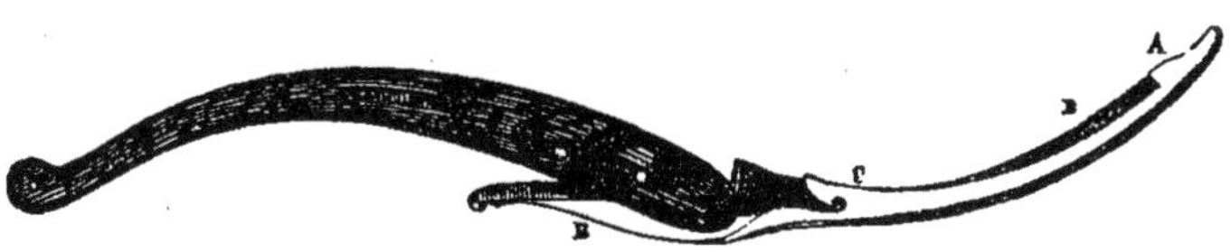

Fig. 85.)

Bistouri-herniotome de M. Grimaud pour la cure radicale des hernies.

Bistouri herniotome de M. Dieulafoy, de Toulouse.

Soude cannelée de M. Huguier pour l'opération de la hernie étranglée.

Instrument de M. Ricord pour faire des injections iodées dans le sac herniaire. Cet instrument se compose : 1° d'un long trocart A avec une canule d'argent fenêtrée B à sa partie moyenne; 2° d'une tige articulée C, dont le degré d'introduction est limité par un curseur qui sert en même temps à indiquer le sens de la courbure de la petite pièce E à travers la fenêtre B; la liberté des mouvements de la tige articulée indique au chirurgien qu'il est dans le sac herniaire. Le petit capuchon D sert, quand on fait l'injection, à boucher l'extrémité de l'instrument opposée à celle où on introduit la canule de la seringue (fig. 86).

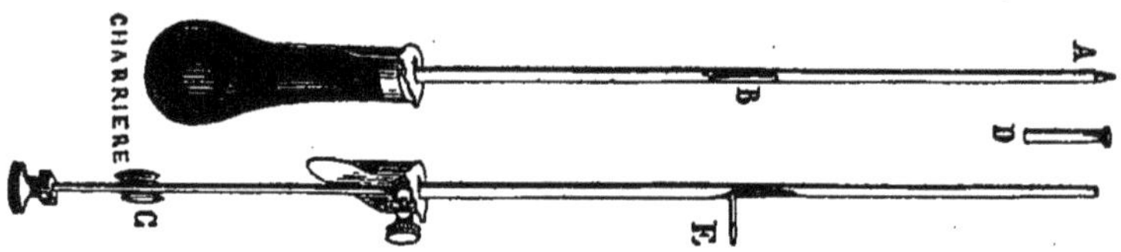

(Fig. 86.)

Instrument de M. Maisonneuve pour faire des injections iodées dans le sac herniaire.

Bandages herniaires. — Diverses espèces (fig. 87, 88).

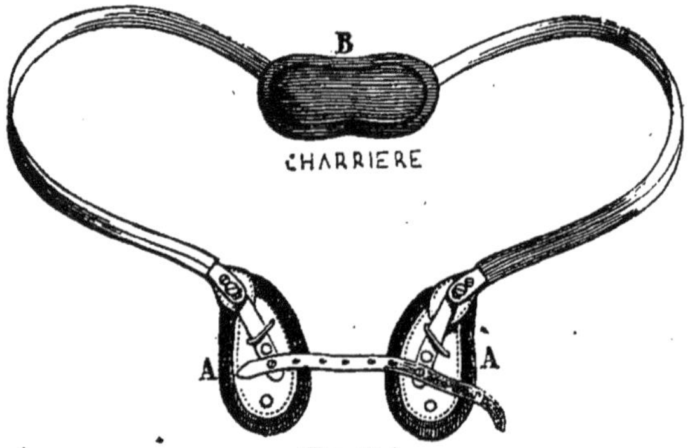

(Fig. 87.)

Nouveau bandage à pelote élastique en caoutchouc artificiel.

Bandage à pelote à air en caoutchouc vulcanisé, moulé et insufflé.

Bandage articulé dont on peut à volonté augmenter la pression, incliner les pelotes de haut en bas et leur donner enfin toutes les positions désirables.

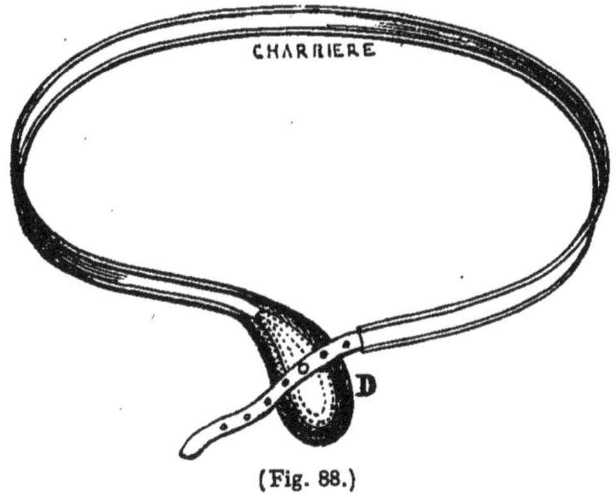

(Fig. 88.)

Maladies du rectum.

Pince à hémorrhoïdes de M. Barthélemy de Saumur. — Cette pince est droite, à gouttière protégée par un couvercle mobile ; elle permet de porter le caustique sur la base des tumeurs hémorrhoïdales internes qu'il est impossible de voir au dehors.

Capsules de M. le professeur Jobert de Lamballe pour la cautérisation des hémorrhoïdes par le caustique de Vienne (fig. 89).

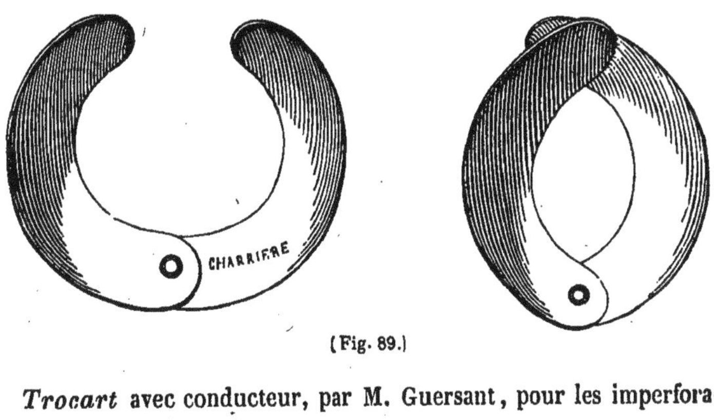

(Fig. 89.)

Trocart avec conducteur, par M. Guersant, pour les imperforations de l'anus (fig. 90).

Cautère de M. Guersant pour les hémorrhoïdes (fig. 91).

Canule conique pour injections dans le rectum, par M. le professeur J. Cloquet.

Pinces à porte-caustique et protectrices de M. Amussat. (Modèles variés.)

Porte-caustique en aluminium.

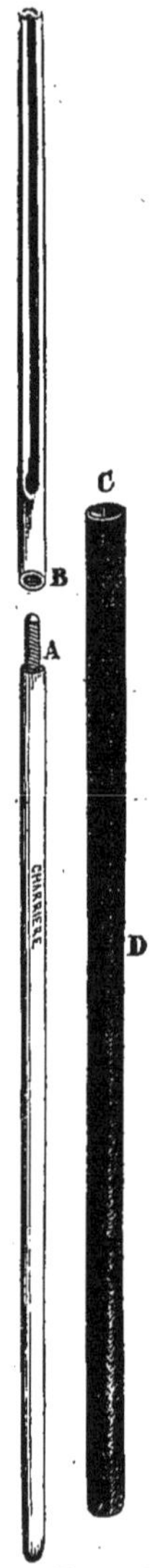

(Fig. 90.)

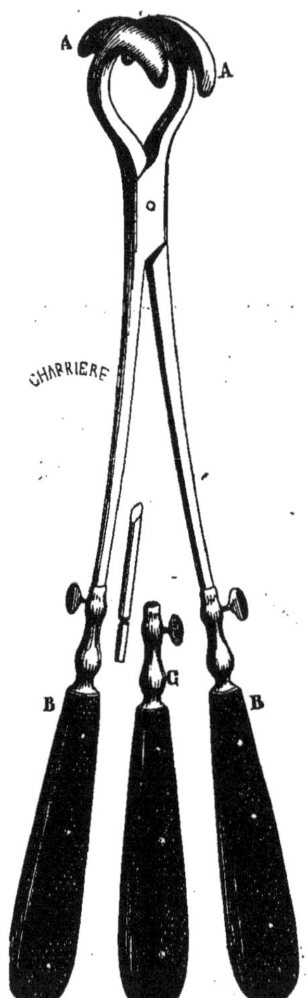

(Fig. 91)

Canules anales en ivoire flexible.

Speculum ani brisé, de M. Barthélemy de Saumur.

Maladies des voies urinaires.

Speculum odontoscope des cavités profondes, de M. Desormeaux.

Sonde élastique à spirale de M. Manrique.

Sondes en ivoire flexible.

Sonde munie d'une gouttière près de son entonnoir pour projeter au loin les liquides, par M. Civiale.

Nouvelle sonde exploratrice de la vessie, munie d'un bouchon articulé, d'après M. Caudemont. Les anneaux sont remplacés par deux coquilles métalliques qui facilitent la perception des chocs transmis par l'instrument (fig. 92).

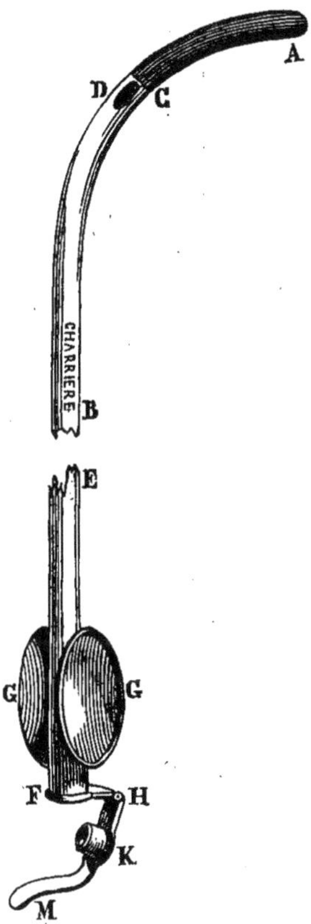

(Fig. 92.)

Trocart à point d'arrêt. — Cet instrument offre comme disposition nouvelle des appendices plus ou mons nombreux qui peuvent, suivant la volonté du chirurgien, faire saillie à travers des ouvertures pratiquées à la canule, et s'opposer ainsi efficacement à la sortie de celle-ci. Ce trocart a été construit, à la demande d'un chirurgien de Montevideo, pour être appliqué à la ponction de la vessie. Mais on conçoit qu'il pourrait être approprié à toute autre opération de ponction. C'est ainsi que nous en avons fabriqué un pour la ponction d'un kyste ovarique à la demande de M. Maisonneuve.

Dilatateur du col de la vessie, par M. Dieulafoy (de Toulouse).

Sonde de M. Chassaignac pour les injections d'arrière en avant.

Sonde évacuatrice à double courant de M. Mercier.

Cathéter conducteur de Syme, modifié par M. le professeur Nélaton.

Cathéter et sonde conductrice pour les fistules urinaires, par M. Guersant.

Pince à deux branches pour porter une substance caustique dans l'urètre et la déposer spontanément.

Compresseurs des fistules urinaires, par M. le professeur Nélaton (fig. 93).

Une sonde à dard se démontant à sa partie moyenne d'après le principe de la sonde d'homme et de femme.

Canule à crochet pour les hypospadias, de M. Guersant.

Dilatateur urétral démontant de M. Maisonneuve.

Divers urétrotomes de M. Maisonneuve.

Scarificateur urétrotome (fig. 94), modèle Charrière. A l'extrémité de l'instrument se trouve une tige conductrice d'un petit volume E; le volume de cette tige est tel que celle-ci peut s'engager

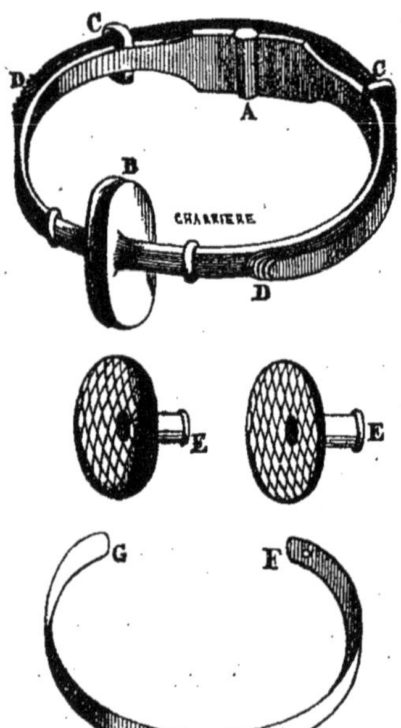

(Fig. 93.)

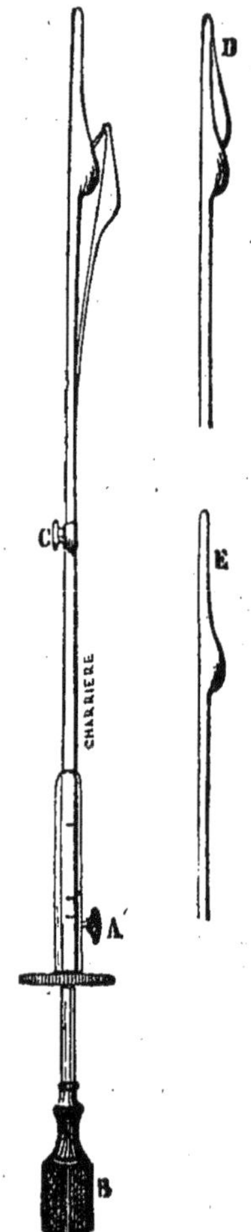

(Fig. 94.)

facilement dans le rétrécissement; de plus, cette extrémité sert de gaîne à la pointe de la lame conique de l'urétrotome, qui incise le rétrécissement d'avant en arrière, sinon complétement, du moins assez pour faire pénétrer l'olive.

La figure D représente la lame que l'on fait glisser hors de la gaîne.

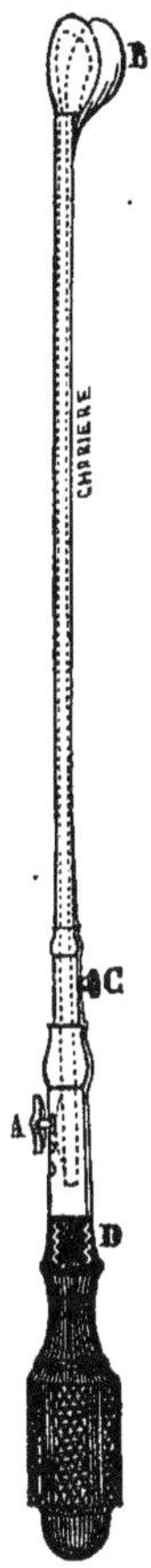

(Fig. 95.)

Lorsque l'incision est faite, on peut ramener la lame dans sa gaîne E; on fait franchir à l'olive le rétrécissement; il est alors possible de s'assurer, au moyen du point d'arrêt de l'olive, si l'on est sur le point rétréci; ceci constaté, si on veut inciser le rétrécissement d'arrière en avant, il est facile de faire basculer la lame en faisant descendre le point indicateur. La lame est disposée d'après les principes posés par M. Civiale pour la confection de son urétrotome. Cet instrument a pour but de réunir dans un seul instrument les avantages que présentent les urétrotomes agissant d'avant en arrière et ceux agissant d'arrière en avant.

Des viroles sont fixées à l'extrémité de l'instrument sur lequel se montent des bougies de divers calibres.

A est une vis de pression servant à limiter la course de la lame.

B manche de l'instrument.

C curseur pour indiquer le siége du rétrécissement.

Scarificateur à olive de M. Caudemont, dont la lame s'ouvre d'avant en arrière (fig. 95).

Scarificateur à petite courbure du même auteur (fig. 96).

Scarificateur urétrotome articulé avec coin glissant sous la lame pour la faire soulever avec une bougie conductrice, de M. Voillemier (fig. 97).

Scarificateurs forme de lithotome. Une vis permet de diminuer ou d'augmenter le parallélisme de la lame avec sa gaîne.

Scarificateur urétral de M. Dupierris.

Scarificateur de l'urètre, de M. Boinet. — Cet instrument se compose d'une sonde profonde et fendue à son sommet; dans l'intérieur de la sonde se trouvent : 1° une tige qui supporte deux lames, 2° une tige conductrice terminée par une olive.

Lorsque le bec A de la sonde est arrivé au niveau du rétrécissement, on pousse la tige conductrice F; le conducteur à olive B s'engage dans le rétrécissement; puis on pousse la tige creuse E, on en fait saillir les

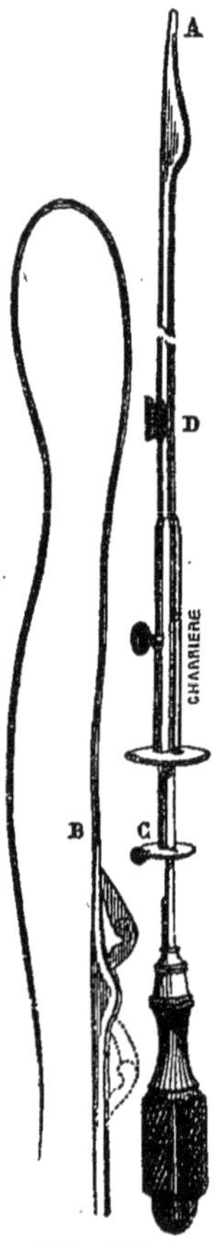

(Fig. 97.)

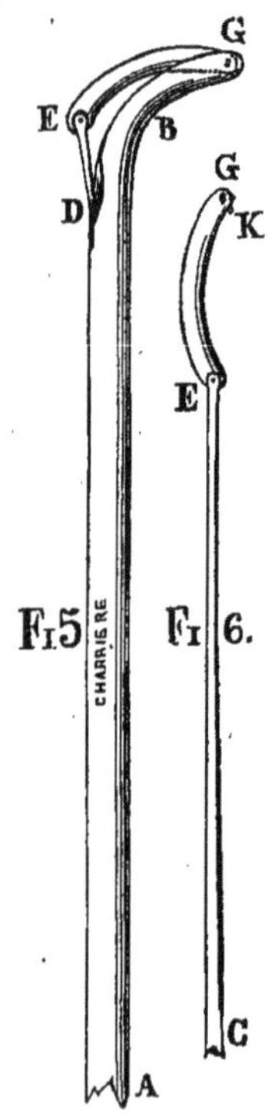

(Fig. 96.)

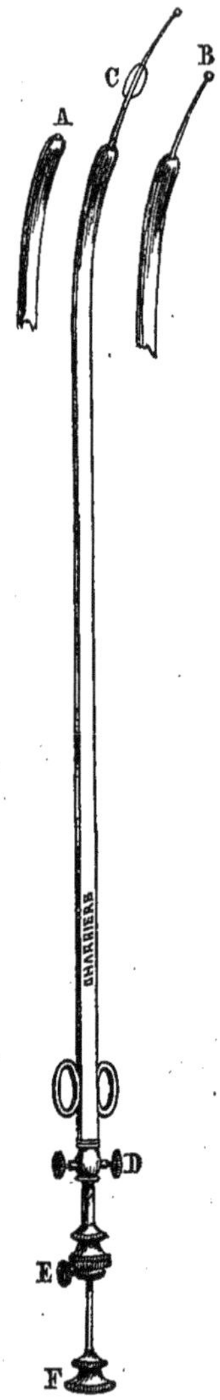

(Fig. 98.)

lames C, et on coupe le rétrécissement d'avant en arrière; deux vis de pression D empêchent à volonté l'instrument de glisser (fig. 98).

Porte-caustique et scarificateurs divers de M. Delcroix.

Scarificateur urétral de M. Civiale. La modification apportée à cet instrument le met dans l'impossibilité de se déranger.

Scarificateur urétral de M. Corbel-Lagneau.

Deux scarificateurs de M. Dupierris, que nous avons disposés pour de longues lames (fig. 99).

Scarificateur de l'urètre à lame double, de M. Mercier.

Dilatateur et dépresseur du col de la vessie, de M. Mercie.

Emporte-pièce pour les valvules du col de la vessie, de M. Mercier.

Deux modèles d'inciseur de la prostate, par M. Mercier.

Inciseur du col de la vessie, de M. Civiale.

Sécateur de la prostate, de M. Civiale.

Sécateur à lame tournante de la prostate, par M. Maisonneuve.

Instrument de M. Ségalas pour extraire les corps étrangers de la vessie.

Pince en forme de brise-pierre à bec court, produisant sur le col de la vessie les mêmes effets que l'urétrotome de Dupuytren sur l'intestin, par M. Hervez de Chégouin.

Sondes conductrices de divers calibres, munies de lames destinées à la scarification de l'urètre, que l'on fixe sur une bougie préalablement introduite dans le canal.

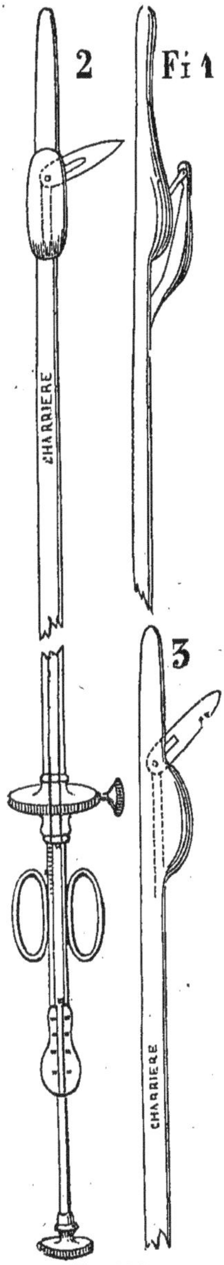

(Fig. 99.)

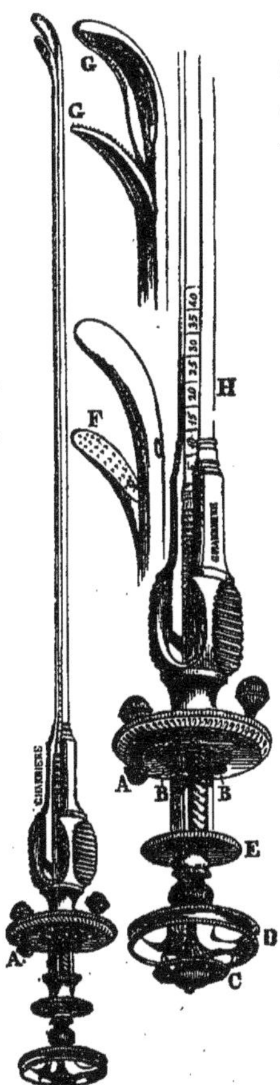

(Fig. 100.)

Brise-pierre (fig. 100) de M. Vinci de Catane. Cet instrument est destiné à la pulvérisation des fragments de calcul ; ce résultat est obtenu au moyen d'un mouvement de va-et-vient imprimé au mors aussitôt qu'on a produit l'écrasement. Ce mouvement d'oscillation peut être supprimé et obtenu à volonté.

Brise-pierre à levier de M. Guillon.

Nouveau brise-pierre de M. Pagano de Milan. La modification apportée par ce chirurgien consiste à donner aux deux mors une longueur égale lorsqu'ils sont ouverts ; le simple se prolonge au-dessus de l'autre branche lorsque l'instrument est fermé (fig. 101-102).

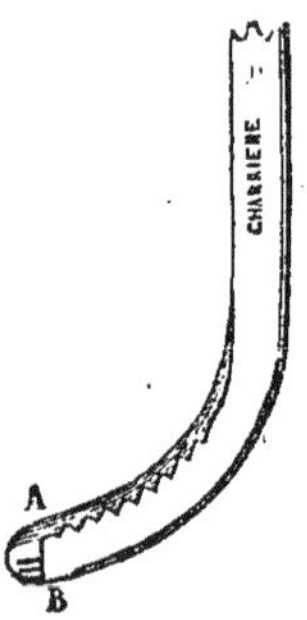

(Fig. 102.)

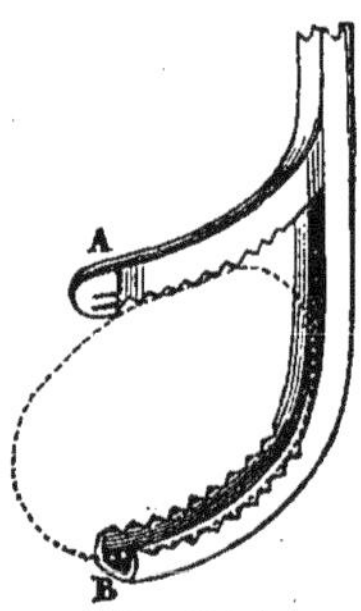

(Fig. 101.)

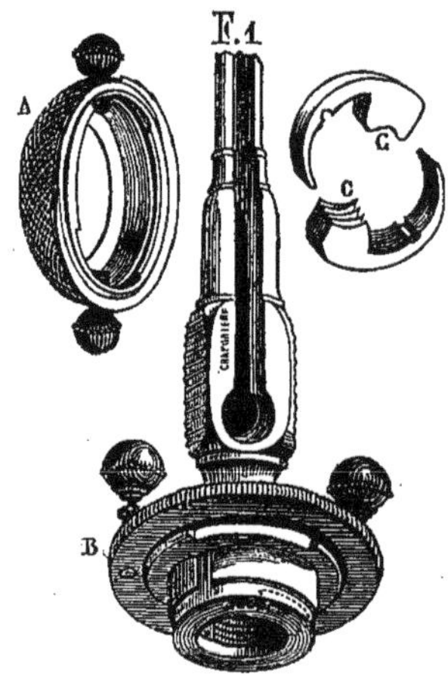

(Fig. 103.)

Brise-pierre électrique de M. Bourguignon.

Nouveau brise-pierre, modèle Charrière. Cet instrument, par son action centrale, présente tous les avantages des anciens brise-pierre fabriqués par mon père pour M. Civiale. Les pièces qui le composent sont diminuées des deux tiers, et il peut être démonté et remonté instantanément de toutes pièces par tout le monde.

J'ai exécuté trois modèles de ces écrous brisés.

1° J'ai pu assembler et maintenir très-solidement la virole A (fig. 103) avec la grosse rondelle B, creusées toutes deux de deux rainures circulaires, s'assemblant par deux échancrures mutuelles ; et une fois engrenées, ces deux pièces sont maintenues par une des deux vis à boule qui en limite la course et sert en même temps de point d'appui.

Les deux écrous C C sont engagés et maintenus sans le secours de vis dans une mortaise transversale et mobilisée par l'action de bascule produite par deux vis à boule placées sur la virole A, qui sert en même temps de point d'appui pour tourner la virole dans un sens; alors les deux vis pressent sur l'extrémité extérieure des demi-écrous et les font ouvrir. En tournant dans l'autre sens, l'extrémité des vis appuie sur l'extrémité opposée des demi-écrous, et ceux-ci se ferment.

2° La figure 104 représente un autre système. A la place des coussinets à bascule de la figure 103 nous avons disposé des coussinets C C superposés et mobiles l'un sur l'autre par un mouvement de va-et-vient. A la place de la vis qui dans le système précédent fait basculer les coussinets, se trouvent des plans inclinés qui pressent d'un côté sur une des deux extrémités d'un coussinet, et en même temps sur l'extrémité opposée de l'autre, de sorte que par un mouvement dans un sens on ouvre l'engrenage, et on le ferme par un mouvement en sens opposé.

3° Le modèle représenté par la figure 105 offre le mécanisme sui-

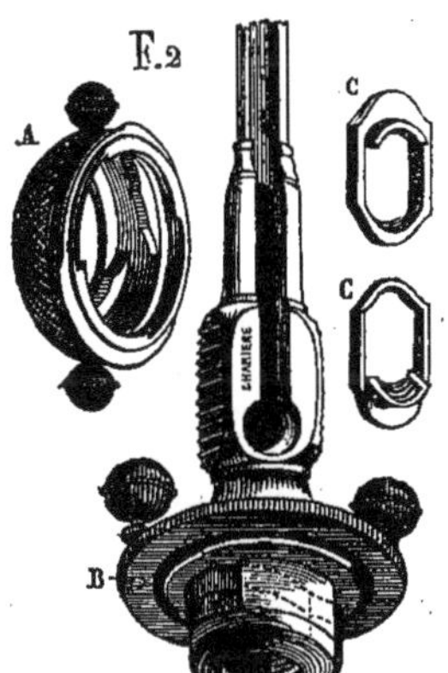

(Fig. 104.)

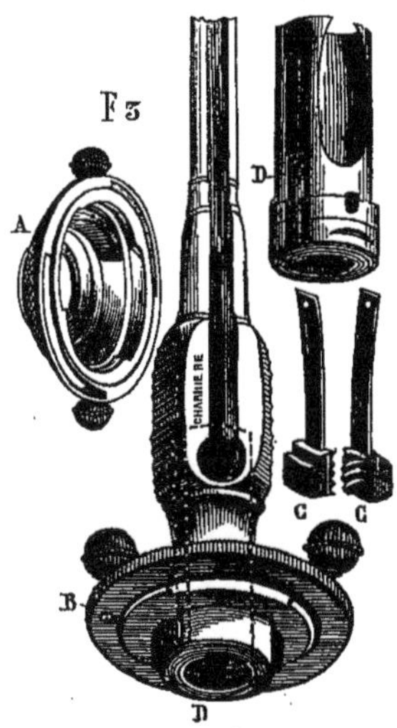

(Fig. 105.)

vant : 1° virole A, semblable aux précédentes, s'articule de la même manière sur la grosse rondelle B. Au centre de cette rondelle est ajustée une douille mobile D. (D' représente la douille isolée.) Cette douille présente sur ses parties latérales deux échancrures dans lesquelles on place deux coussinets à ressort C C longitudinaux. Dans la virole se trouvent deux plans inclinés qui pressent sur les coussinets et maintiennent ainsi l'engrenage fermé ; en tournant la virole en sens opposé, l'élasticité des ressorts fait écarter les coussinets, et l'engrenage est ouvert. Pour rendre plus faciles le nettoyage et l'entretien de l'instrument, pour simplifier le travail, j'ai supprimé l'enveloppe fenêtrée que mon père avait autrefois ajoutée pour faciliter la pression continue et pour éviter le bruit produit par le frottement de la vis. L'expérience a démontré que la première indication trouvait rarement son application, et pour remplir la seconde j'ai adapté à l'extrémité de la vis une simple virole qui l'enveloppe.

Brise-pierre de M. Mercier, à mors partiellement fenêtrés à leur base pour conserver la force antéro-postérieure ; le reste des mors est à cuiller ou à mors plein.

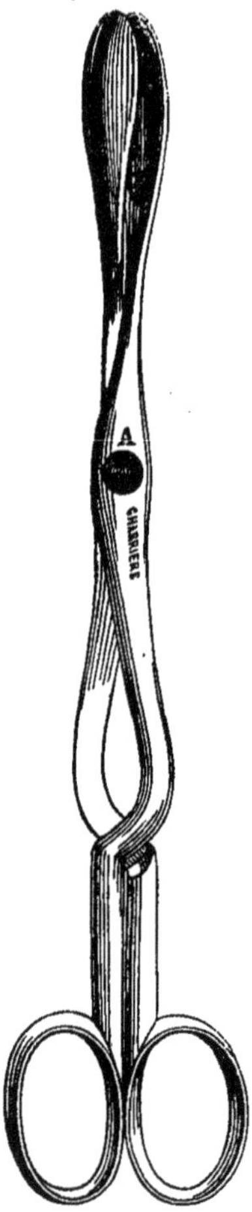

(Fig. 106.)

Percuteur à pignon pour couper les corps étrangers dans la vessie, fabriqué pour M. le docteur Caudmont.

Tenettes courbes de M. Malespine, munies de deux branches antéro-postérieures à coulisses pour retenir les fragments de calculs entre les branches de la tenette. Cet instrument présente, en outre, une crémaillère indépendante pour maintenir l'ouverture et empêcher l'écrasement involontaire des pierres trop molles.

Tenettes croisées et décroisées près des anneaux (fig. 106). On sait que les tenettes anciennes avaient les branches croisées jusqu'auprès des anneaux ; cette construction nécessitait l'emploi des deux mains pour les faire manœuvrer. Au moyen du décroisement partiel que nous avons placé à 4 centimètres environ des anneaux, on peut tenir ces tenettes comme une pince à pansement ordinaire. Nous avons appliqué ce système de décroisement à toutes les pinces et ciseaux destinés à opérer sur les cavités profondes et surtout étroites.

Tenettes à forceps pour diviser les pierres trop volumineuses dans l'opération de la taille.

Gros brise-pierre, au même usage.

Pince à pression continue, appliquée, d'après les indications de M. Nélaton, sur l'oreillon que M. Moreau de Ludgère a imaginé pour faciliter la perception du son résultant du choc d'une sonde ou de tout autre instrument sur les corps étrangers de la vessie.

Maladies des organes génitaux de l'homme.

Trocart à hydrocèle, de M. Baudens.

Pince à phimosis à quatre branches, fabriquée pour M. le docteur Vidal de Cassis.

Pince à phimosis de M. Borelli.

Pince emporte-pièce pour le phimosis, par M. Guersant.

Pince porte-caustique pour le varicocèle, par M. le professeur Nélaton. Une vis latérale dont le principe peut être appliqué à toutes les pinces rapproche les mors, qui sont disposés de façon à s'ouvrir, à volonté, à angle aigu ou à tous les degrés de parallélisme (fig. 107).

Cathéter articulé de M. Vallet d'Orléans (fig. 108).

Aiguille à varicocèle, de M. Vidal de Cassis.

Pinces coupantes et plates, du même auteur.

Maladies des organes génitaux de la femme.

Speculum brisé bivalve, recouvert à l'extérieur d'un enduit semblable à celui qui sert à la fabrication des sondes dites en gomme élastique, et émaillé à l'intérieur pour prévenir sa détérioration par le contact des acides.

Speculum à manche, à charnière fixée au moyen d'un ressort.

Collection de diverses formes de *speculum* que nous avons fabriqués le premier et montés à crémaillère dépendante ou indépendante.

Speculum pour le col de l'utérus s'adaptant aux mors d'une pince à pansement, exécuté d'après les indications de M. le professeur Laugier.

Speculum fenêtré de M. Raciborski pour prendre des bains.

Speculum de MM. Bennet et Coxeter de Londres, avec mécanisme particulier pour allonger la branche inférieure.

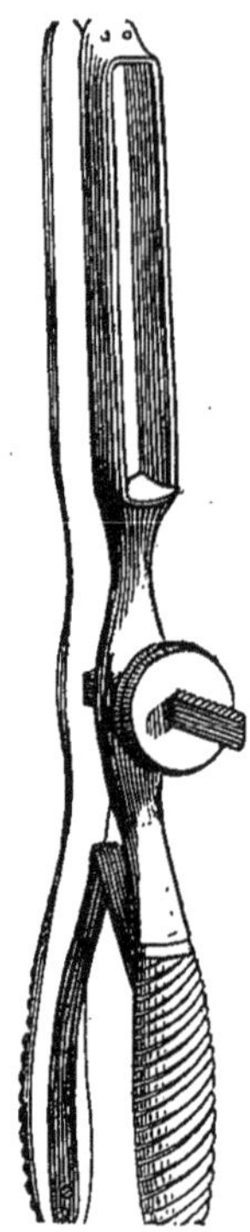

(Fig. 107.)

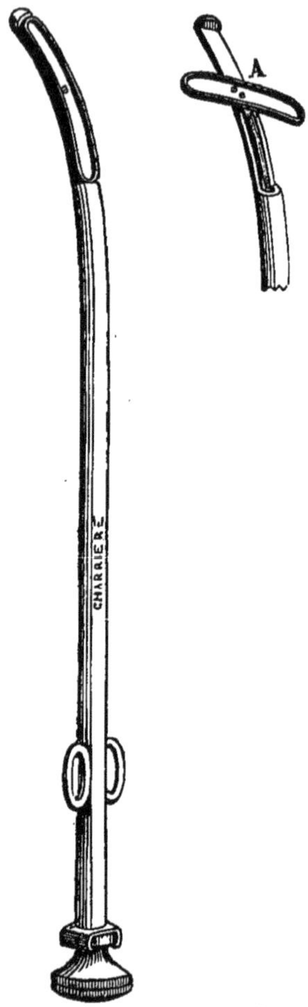

(Fig. 108.)

Speculum à même effet, modèle Charrière, à mécanisme beaucoup plus simple.

Speculum à développement de M. le professeur Piorry.

Speculum à quatre valves, tout en ivoire, de M. Ricord.

Speculum à trois valves avec prolongement pour soutenir le col utérin, par M. le professeur P. Dubois.

Speculum émaillé à l'intérieur pour empêcher l'instrument d'être détérioré par les caustiques.

Emaillé à l'intérieur et couvert à l'extérieur d'un tissu semblable à celui des sondes dites en gomme élastique, de MM. J. Martin et Charrière. Ce système s'adapte aux speculum simples et aux speculum bivalves.

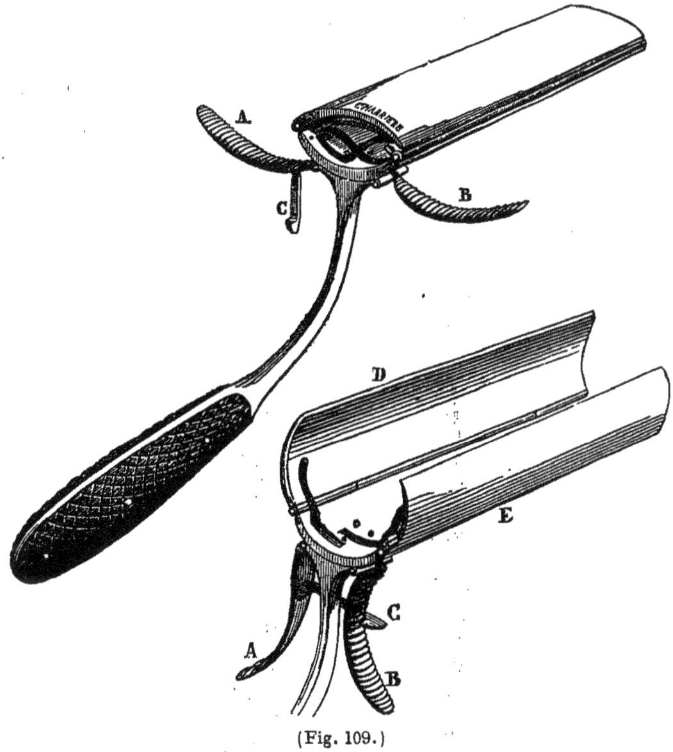

(Fig. 109.)

Speculum intra-utérin de M. le professeur Jobert de Lamballe. Cet instrument se compose de deux parties : l'une est un speculum en ivoire trivalve, ayant, lorsqu'il est développé, la forme d'une gouttière; il permet ainsi de découvrir non-seulement le col utérin, mais encore la paroi intérieure du vagin. Cet instrument, qui remplace avantageusement le speculum univalve, facilite l'exploration des fistules vésico-vaginales (fig. 109).

L'introduction de cet instrument précède celle du speculum intra-utérin proprement dit; celui-ci consiste en un cylindre creux en

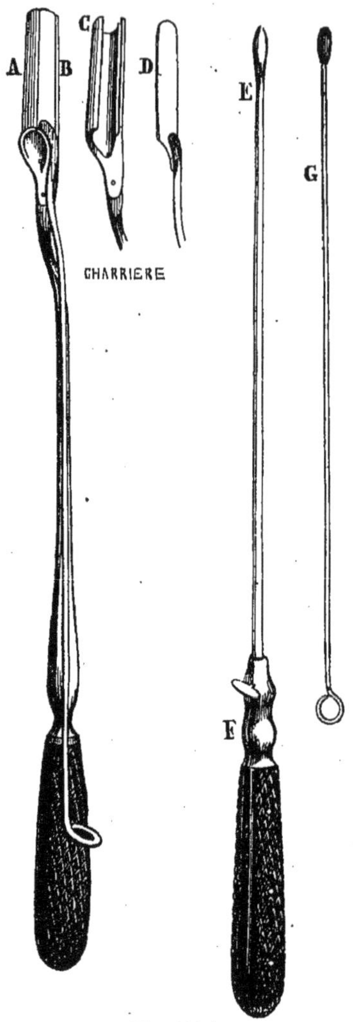

(Fig. 110.)

ivoire AB muni de son embout; ce cylindre peut être transformé en une gouttière C, il suffit de retirer à l'aide d'un manche spécial la portion B de la paroi du cylindre.

A l'aide de cet instrument on peut, au moyen d'un petit cautère olivaire C, cautériser soit la cavité utérine, soit un point déterminé du col (fig. 110).

Porte-bougie et réflecteur adapté à un speculum par M. le professeur Laugier.

Porte-bougie réflecteur, de wamussat, de M. Richelot.

Speculum à quatre valves qui se démontent au moyen de petites broches.

Speculum trivalve fenêtré à crémaillère (fig. 111).

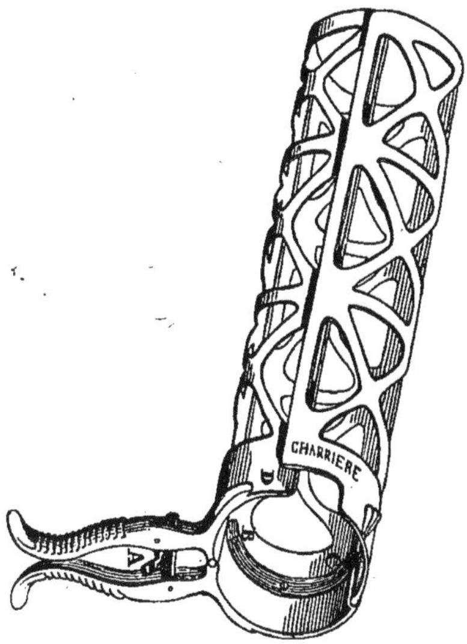

(Fig. 111.)

Crémaillères dépendantes ou indépendantes, à volonté. Nous avons appliqué à tous les instruments à pression, ou mieux à tous les instruments qui s'articulent par deux tiges opposées ou croisées, un système de crémaillère à l'aide duquel tous les instruments peuvent rester au degré d'écartement ou de pression qui leur est imprimé, tels que : *Pinces dilatatrices pour la trachéotomie, pinces à polypes, pinces-érignes, tenettes, entérotome de Dupuytren, pinces porte-charpie et à pansement pour l'utérus, speculum divers, pinces pour les tumeurs des paupières de M. Desmarres, pinces œsophagiennes, forceps, etc.* (fig. 112).

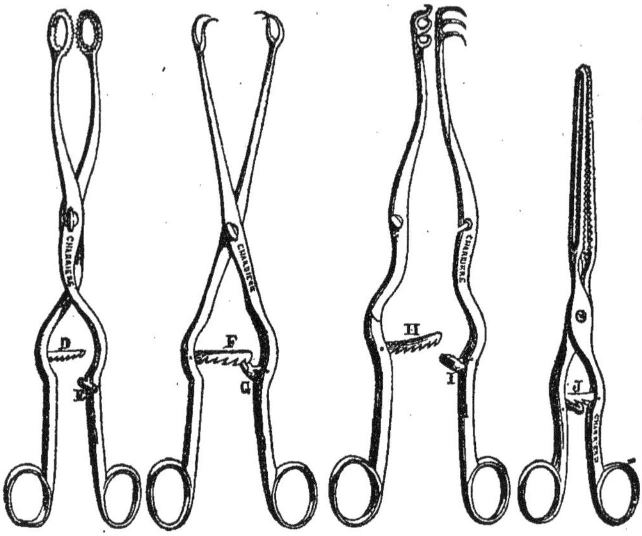

(Fig. 112.)

Speculum fenêtré à articulation de M. Cusco (fig. 113).

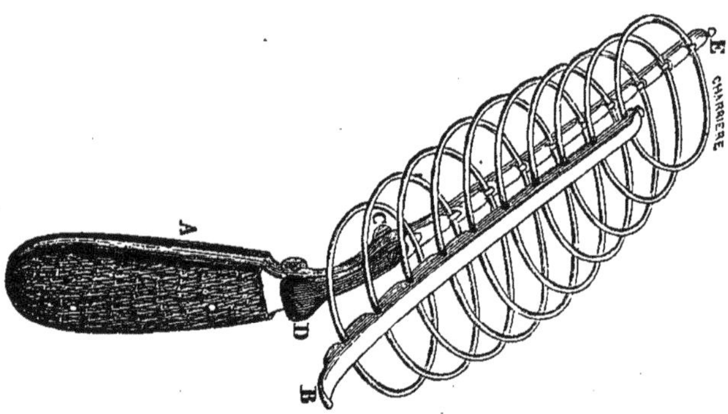

(Fig. 113.)

Speculum à tiges longitudinales en fil de fer, terminé par des anneaux, par M. Collin.

Trois *speculum* de différents calibres avec un seul embout disposé pour les trois instruments. Ils s'articulent tous trois à un même manche; ils sont placés dans une même boîte avec les porte-caustiques et tous les accessoires nécessaires au traitement des affections utérines, par M. le professeur P. Dubois.

Double *curette utérine* de Récamier.

Sonde utérine à deux branches de M. Moulin d'Argentat.

Sonde utérine articulée de Valleix.

Pince à bascule et à crochets renversés pour abaisser le col de l'utérus.

Nous avons fabriqué d'après les indications de M. Demarquay, puis de M. Maisonneuve, une pince à bascule et à griffes (fig. 114) renversées pour attirer les tumeurs profondes ou abaisser le col de l'utérus. Cet instrument a été notamment appliqué par M. Maisonneuve sur une malade opérée dans son service à l'hôpital Cochin.

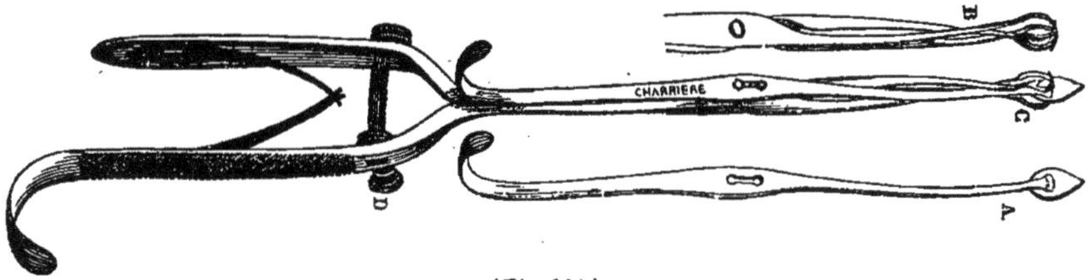

(Fig. 114.)

Cette pince est aussi simple qu'une pince-érigne ordinaire. Nous y avons ajouté 1° notre crémaillère dépendante ou indépendante, 2° une lance indépendante qui permet d'introduire l'instrument dans l'intérieur d'une tumeur. Quand on supprime la lance, ces pinces sont mousses; en les développant, on fait saillir les crochets, et on possède toute la force de traction que l'on peut désirer.

Nous avons encore, et sur les indications de Maisonneuve, fabriqué une érigne du même genre, mais à dimensions beaucoup plus petites. On en fixe l'extrémité à une lanière en caoutchouc vulcanisé; l'élasticité du tissu attire graduellement l'utérus : on obtient par ce moyen une traction continue, et plus la traction est considérable, plus l'érigne s'écarte et s'enfonce dans les tissus, et par conséquent présente de solidité.

Sonde rentrant dans le manche à l'aide d'un ressort, par M. Valleix.

Sonde intra-utérine de Simpson.

Pince à crémaillère et à gradiomètre servant en même temps de compas pour mesurer l'épaisseur du col utérin, de MM. Gueneau de Mussy et Richet.

La même modifiée par Valleix et M. Devilliers.

Sonde de M. le professeur Nélaton pour explorer les fistules vésico-vaginales par l'urètre.

Hystéromètre de M. Huguier (fig. 115).

Seringue à double tube de M. Ricord, pour les injections intra-utérines.

Aiguille à chas brisé, de M. le professeur Jobert de Lamballe, pour les sutures profondes dans les fistules vésico-vaginales.

Aiguille articulée et se démontant instantanément. Ce

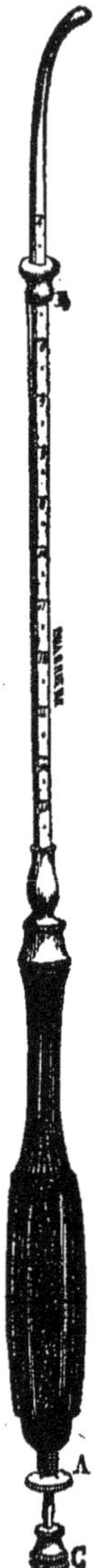

(Fig. 115.)

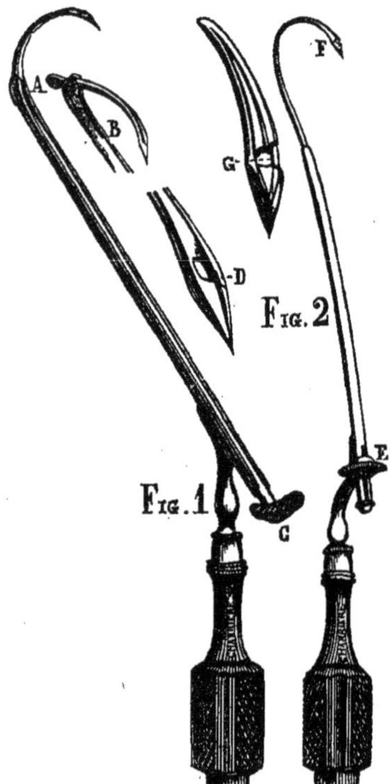

(Fig. 116.) (Fig. 117.)

modèle a remplacé l'aiguille à engrenage que nous avons fabriquée autrefois pour M. Leroy d'Etiolles (fig. 116).

Aiguille à sutures profondes (fig. 117), avec échancrures latérales et à pan oblique. Le chas est complété à l'aide d'un fil métallique monté à coulisse.

Baleine-pessaire de Valleix.

Redresseur de l'utérus, de M. Robert.

Pelote-pessaire en caoutchouc vulcanisé de M. Corvisart.

Dilatateur utérin à vis, en ivoire flexible ou en métal, par M. Aussandon.

Dilatateur utérin de M. Huguier.

Pessaire élastique de M. Noël Gueneau de Mussy.

Dilatateur utérin à deux branches de M. Lemenant-Deschenais (fig. 118).

Bistouri coudé de M. Huguier pour le débridement du col utérin.

Pince à deux branches de M. le professeur Jobert pour déposer du nitrate d'argent dans l'utérus.

Pince de M. Gensoul pour l'étranglement des polypes utérins.

Pince de M. Thierry pour la ligature en masse des tumeurs, appliquée à un énorme corps fibreux de l'utérus, sorti à travers la vulve (fig. 119).

Cet instrument se compose de deux branches articulées

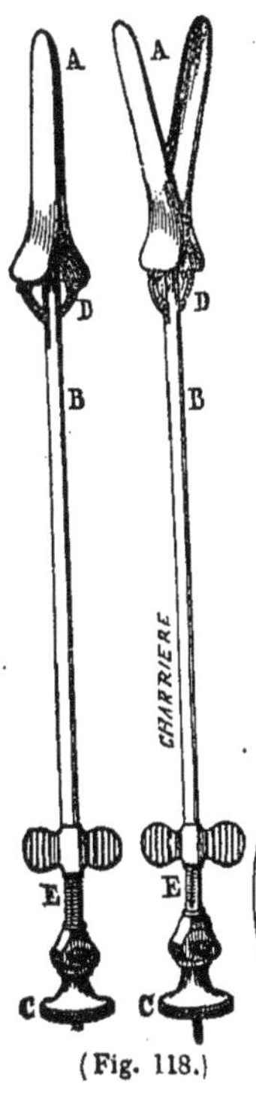

(Fig. 118.)

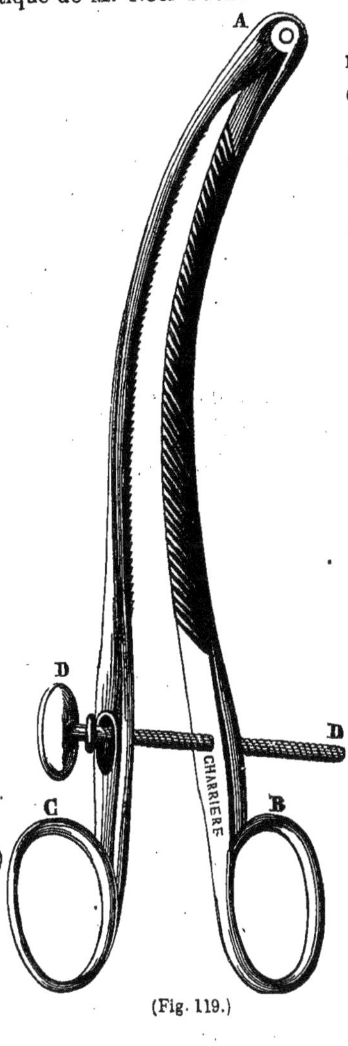

(Fig. 119.)

en A par une de leurs extrémités et portant un anneau B et C à leur extrémité libre. La branche C est percée d'une fenêtre allongée, la branche B d'un trou qui reçoit une vis D ; les deux branches se regardent par un bord épais creusé de petites rainures transversales; il suffit de rapprocher, à l'aide de la vis, les deux branches de la pince pour exercer sur la tumeur une constriction convenable.

Ceinture hypogastrique à plaque mobile, dont le mécanisme est placé à l'intérieur et à l'abri des accidents. Nous avons supprimé la clef et l'avons remplacée par deux boutons faisant corps avec l'appareil (fig. 120).

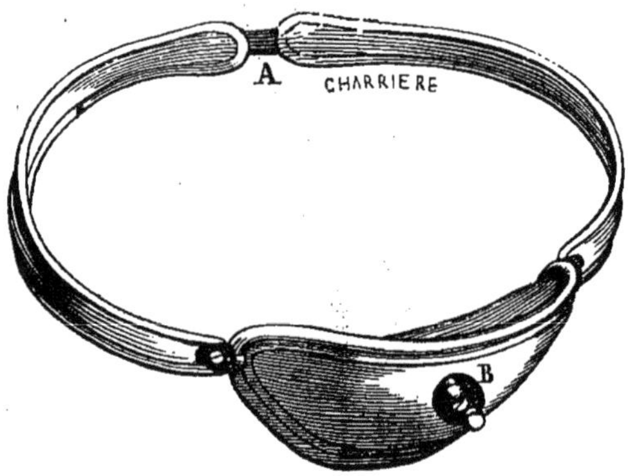

(Fig. 120.)

Accouchement.

Compas de Baudelocque à tige rentrante et à articulation démontante.

Forceps brisé, de M. le professeur P. Dubois.

Forceps à perce-crâne dans le manche, de M....

Forceps à trois branches, de M..... de Stokholm.

Forceps recouvert d'un enduit semblable à celui qui sert à la fabrication des sondes dites en gomme élastique.

Forceps droit ou *courbe* s'allongeant à coulisse, fabriqué le premier pour M. Campbell, assemblé et fixé par une plaque à ressort.

La figure 121 représente le forceps raccourci; la figure 122 le forceps allongé.

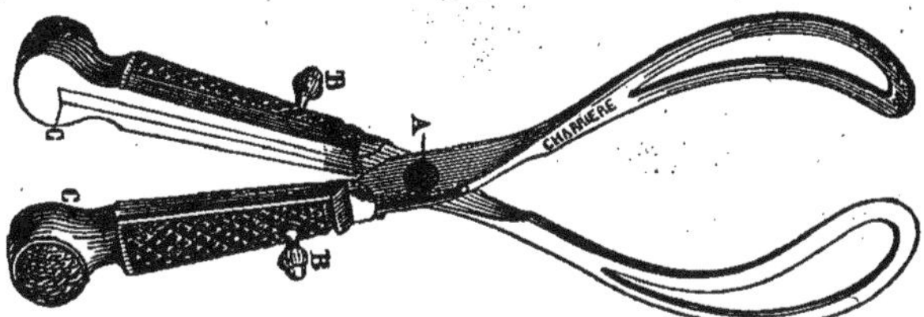

(Fig. 121.)

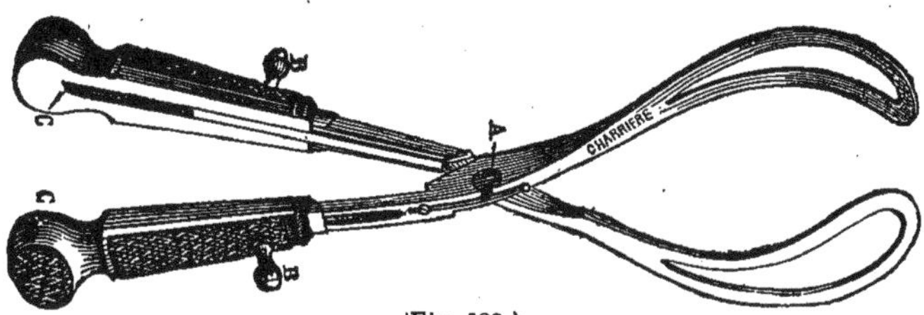

(Fig. 122.)

Forceps démontant à ressort, fabriqué pour M. Pajot.
Id. à assemblage à pivot, modèle Charrière (fig. 123).

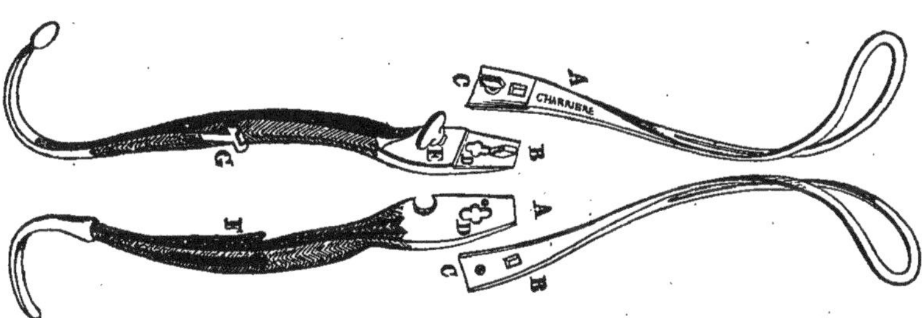

(Fig. 123.)

Crochet articulé avec une *curette*, par M. le professeur P. Dubois.

Pointe articulée et porte-plume du même auteur.

Nouvelles curettes de trois grandeurs différentes et se montant sur la même articulation, destinées à la délivrance, d'après M. le docteur Pajot (fig. 124).

Céphalotribe pour broyer la tête du fœtus par un mouvement de va-et-vient.

Céphalotribe à chaîne de M. Depaul (fig. 125). Nous le brisons comme le forceps démontant, pour le rendre plus portatif.

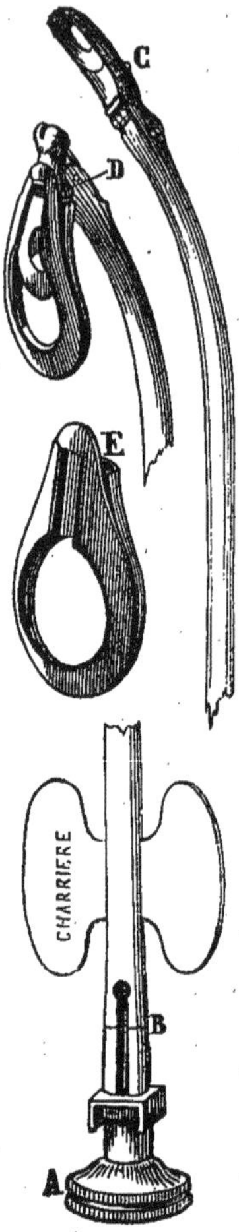

(Fig. 124.)

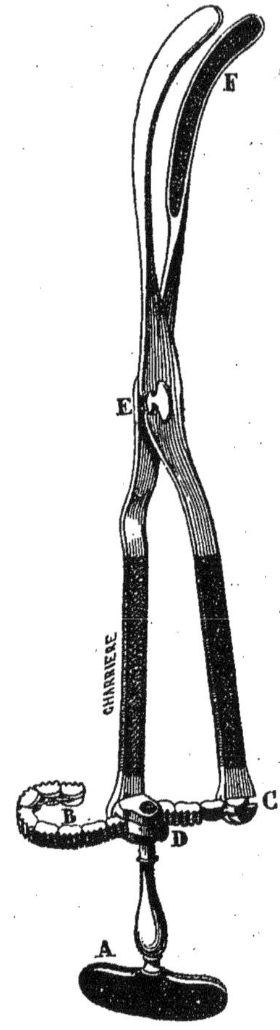

(Fig. 125.)

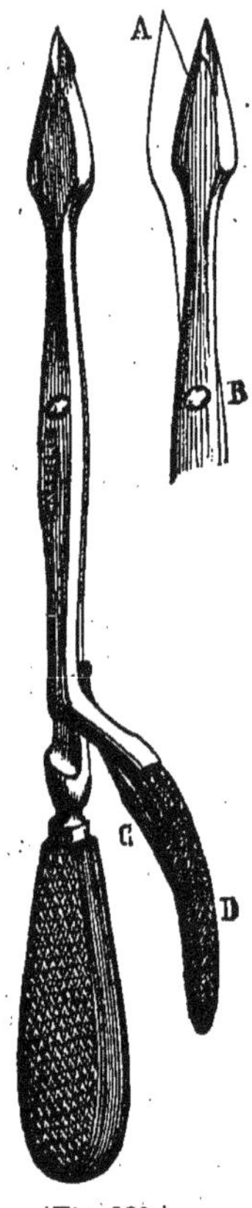

(Fig. 126.)

Perce-crâne fabriqué pour M. Blot (fig. 126). Cet instrument se compose de deux lames se recouvrant l'une par l'autre, de telle sorte que, l'instrument étant fermé, le dos mousse de la lame de droite dépasse le tranchant de la lame de gauche, et réciproquement.

Chaque face de la lame supporte à son sommet une arête qui, lorsque l'instrument est fermé, forme avec le sommet de la lame une pointe quadrangulaire (indication de M. Marchand). Un clou A qui s'engage dans l'échancrure B limite la course des deux lames en dedans ; le ressort C les empêche de se porter en dehors.

Pour ouvrir l'instrument, il suffit de presser sur la bascule *avec une seule main*, par ce moyen une des mains de l'opérateur reste libre.

Les deux branches sont articulées à tenon.

Ergotribe. Instrument destiné à pulvériser l'ergot de seigle. Les praticiens éloignés des grandes pharmacies apprécient spécialement l'utilité de ce petit appareil qui leur permet de pulvériser instantanément les grains d'ergot. On sait que lorsque l'ergot est pulvérisé d'avance, il perd en grande partie ses propriétés.

Maladies des articulations, fractures, compresseurs, amputations, etc.

Trident de M. le professeur Jobert pour les corps étrangers du genou. Cet instrument se compose d'une canule creuse terminée par un fer de lance C, au-dessous de laquelle se trouvent deux ouvertures A

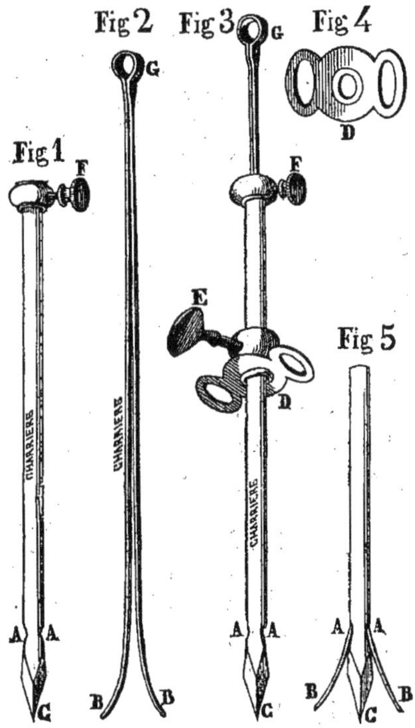

(Fig. 127.)

et A communiquant avec l'intérieur de la canule, et donnant passage à deux tiges d'acier B qui, lorsqu'elles sont développées, donnent à cet instrument la forme exacte d'un trident; il sert à fixer les corps étrangers articulaires dans le tissu cellulaire sous-cutané (fig. 127).

Pince pour réduire les luxations anciennes de la mâchoire, par M. Nélaton, avec addition de la pince de Stromeyer.

Divers appareils pour réduire les luxations des phalanges (fig. 128).

Appareil de M. Nélaton pour les fractures du péroné destiné à remédier au renversement du pied.

Attelles simple et articulée pour la fracture de l'avant-bras et de l'extrémité inférieure du radius, de M. Apostolides.

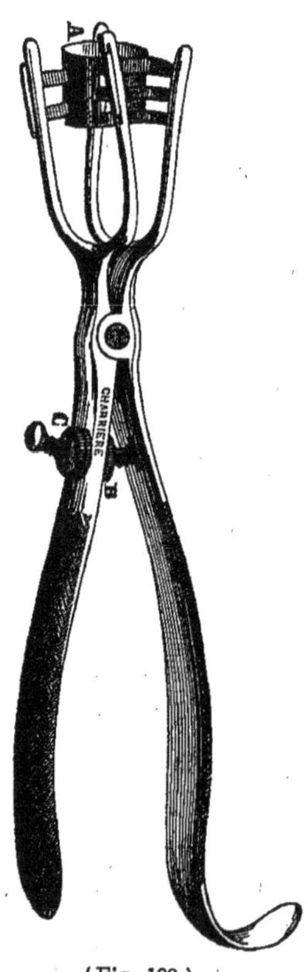

(Fig. 128.)

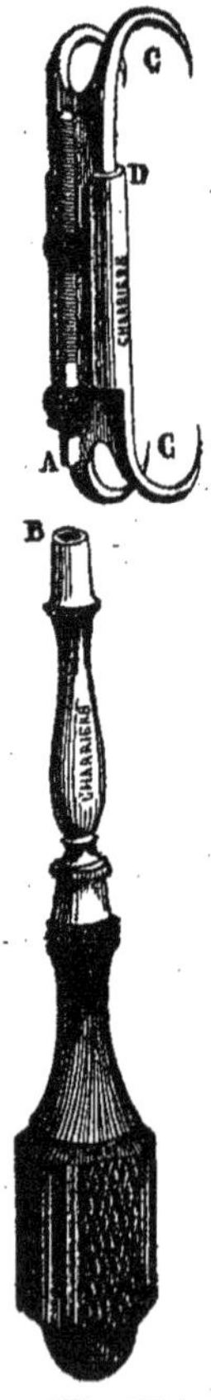

(Fig. 129.)

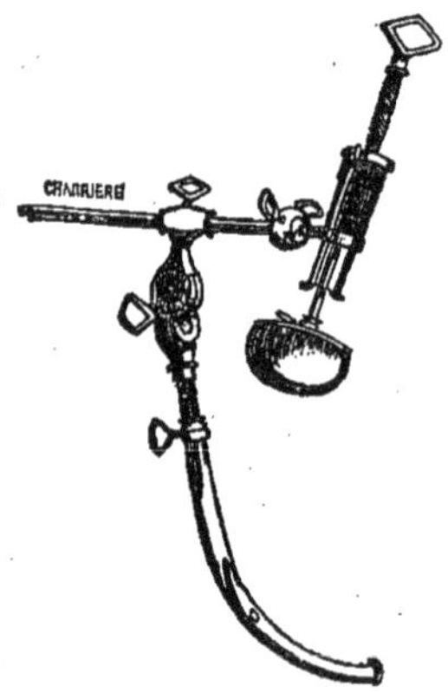

(Fig. 130.)

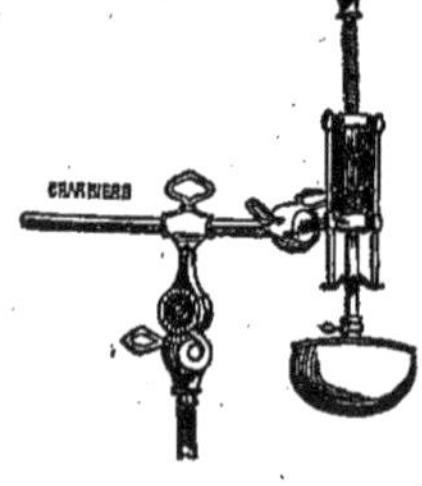

(Fig. 131.)

Pince à griffe de M. le professeur Malgaigne pour les fractures de la rotule (fig. 129).

Deux modèles de cautères et de conducteurs pour la névralgie sciatique.

Divers compresseurs des artères, de M. Broca (fig. 130-131).

Appareil à compression de la carotide, de M. Nélaton. Cet appareil compresseur s'applique sur un collier à torticolis.

Compresseur de M. le professeur Nélaton pour le bras.

Sonde cannelée porte-fil, de M. Cusco.

Deux modèles de compresseurs à pression continue, de M. le professeur Duval de Bres, munis d'une vis à l'aide de laquelle on peut graduer la pression.

Ces deux instruments (fig. 132 et 133) se composent de deux ti-

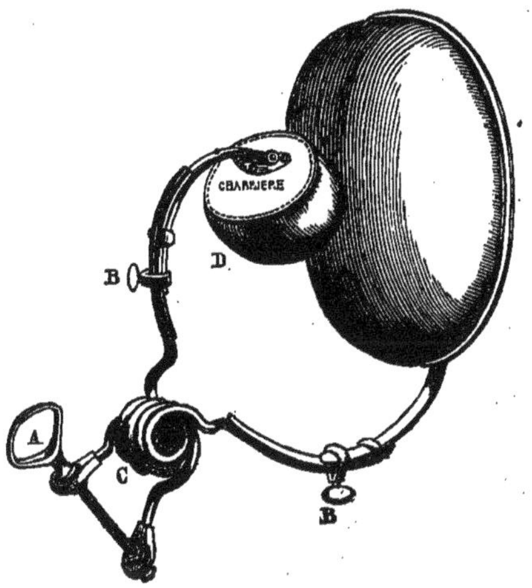

(Fig. 132).

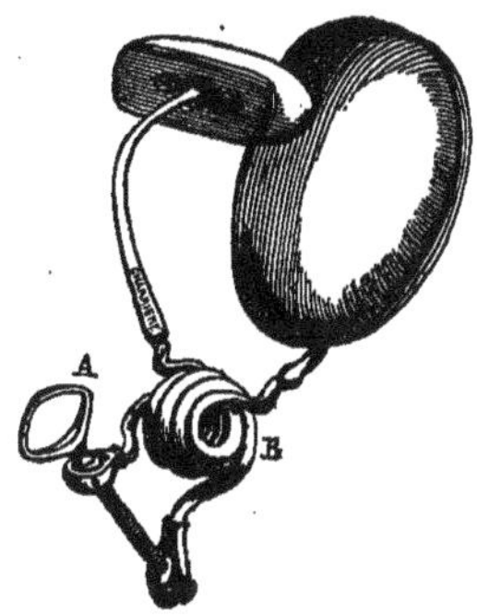

(Fig. 133.)

ges d'acier qui supportent à une de leurs extrémités deux pelotes compressives; à leur partie moyenne elles sont roulées en spirale de manière à faire deux spires concentriques. Chacune des deux extrémités de la tige, c'est-à-dire la portion qui prolonge les spirales à droite et à gauche, est percée d'un trou dans lequel s'engage une vis de rappel A.

La pression est faite par la seule élasticité du ressort, mais en tournant la vis de gauche à droite on rapproche les deux extrémités des tiges, la pression est plus considérable. En tournant en sens contraire, ces deux extrémités s'éloignent, et on diminue le degré de pression.

L'un de ces modèles 132 est à tige qui peuvent être allongées ou raccourcies à volonté, et a une de ses plaques articulée D de telle sorte que l'on peut diriger la compression dans le sens que l'on désire, sans avoir besoin de changer de point d'appui.

Trois modèles de pinces unissantes à pression continue, du même auteur.

Ces modèles ressemblent en tout point à des serres-fines doubles, excepté le plus grand, dont les mors sont moussus. Les deux ressorts de chacune de ces pinces sont construits d'après les mêmes principes que le compresseur décrit plus haut et sont réunis par une tige transversale munie d'un trou dans lequel s'engage une vis A qui, comme dans le compresseur précédemment décrit, augmente la force de constriction des mors de la pince. BB représente l'extrémité du levier destiné à écarter les mors de la pince (fig. 134).

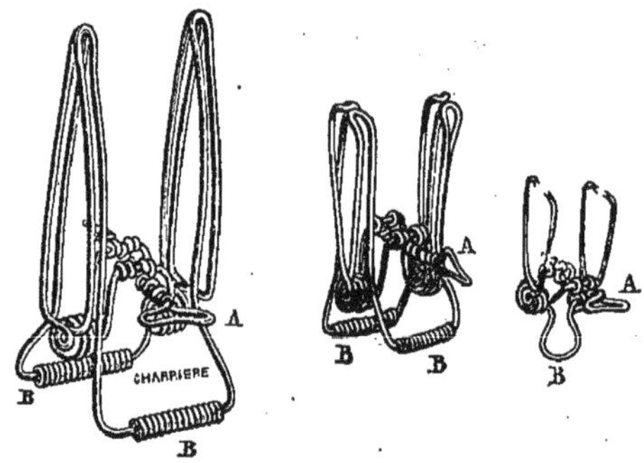

(Fig. 134).

Compresseur du cubitus, par M. Baudens.

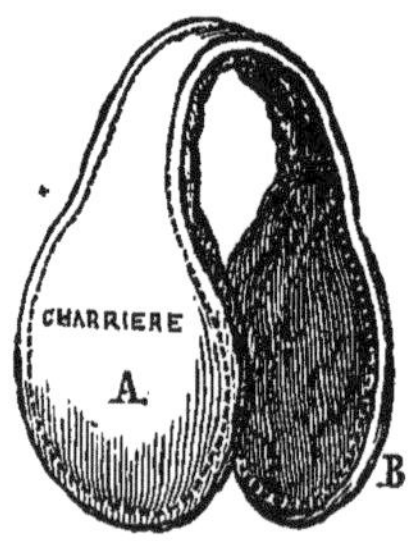

(Fig. 136.)

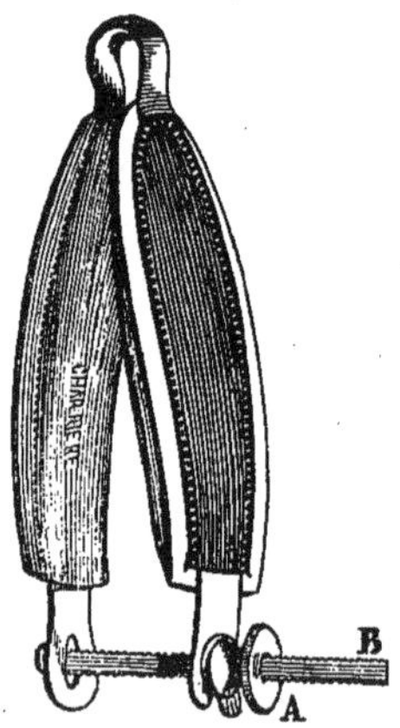

(Fig. 135.)

Compresseur de l'urètre, de Nuck. Modèle Charrière (fig. 135).

Compresseur des kystes du poignet à pression continue (fig. 136.)

Compresseur pour le rapprochement des os maxillaires supérieurs dans les divisions de la voûte palatine (fig. 137).

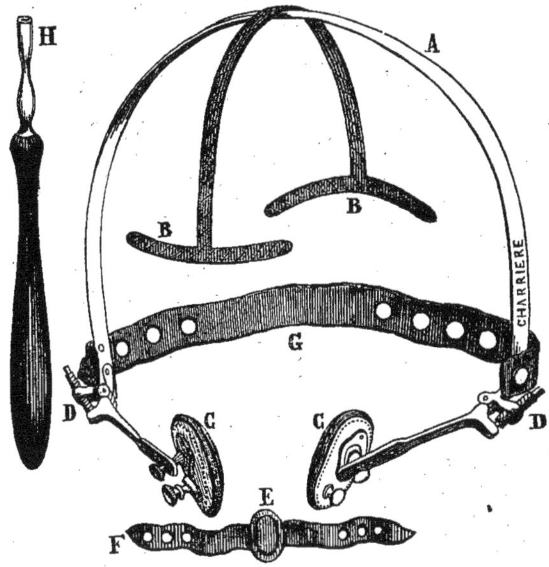

(Fig. 137.)

Compresseur de la main, par M. le professeur Velpeau.

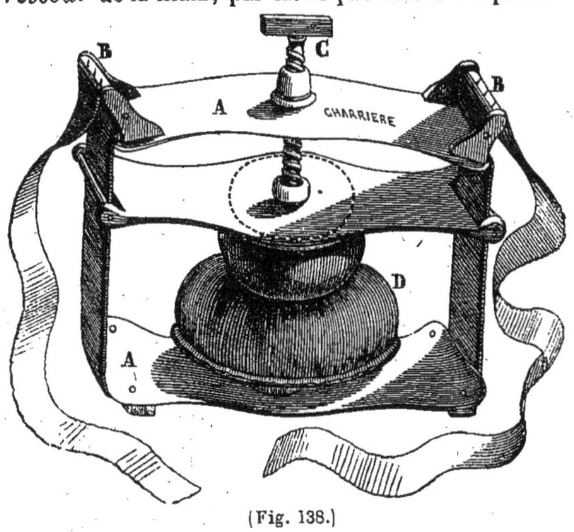

(Fig. 138.)

Compresseur à pression continue, adopté pour le service des bâtiments de l'Etat (fig. 138).

Compresseur de Signorini (fig. 139).

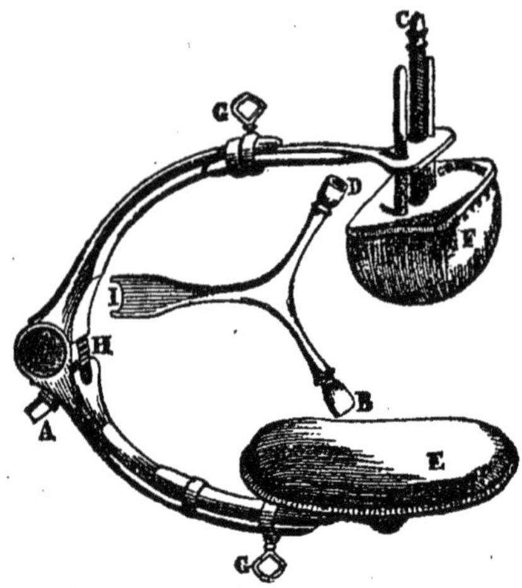

(Fig. 139.)

Petits couteaux à résection, de M. le professeur Nélaton.

Scie nouveau modèle, se tendant à l'aide d'un écrou placé sur le dos de l'instrument et à lame montée à tenon carré (fig. 140).

Roux a utilisé cette disposition pour les résections et l'excision des tumeurs osseuses par la méthode sous-cutanée, en fixant à l'arbre de cet instrument une scie à chaîne par ses deux points C C, après avoir retiré l'aiguille conductrice D.

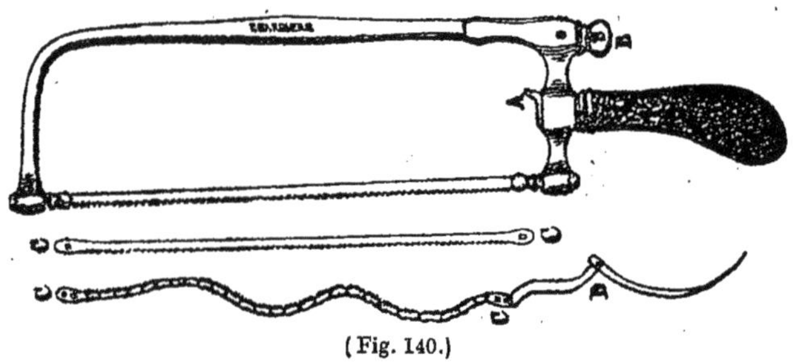

(Fig. 140.)

Scie passe-partout de M. le baron H. Larrey pour les résections.

La *scie de Heine* est, comme on le sait, très-compliquée et ne peut être manœuvrée qu'avec une certaine difficulté. En 1843, mon père a ajouté sur les parties latérales deux manches mobiles démontants, sur lesquels on peut prendre point d'appui. Cette addition a été faite pour M. le professeur Gerdy, qui avait demandé cet instrument pour extraire, par l'incision de l'os, un séquestre logé dans l'épaisseur du tibia. Dans la même occasion, mon père a adapté à cette scie le système de M. Martin pour la scie à molette.

Appareil pour consolider le membre dans le cas des fausses articulations.

Pince assemblée à une scie. — Cet instrument est établi d'après les principes de la scie de Stromeyer, dont Roux faisait souvent usage. Mais nous l'avons beaucoup simplifié et disposé de manière à éviter les secousses que nécessitait l'espèce de mouvement de levier de l'ancienne scie.

Trousse d'amputation, à chevalet et à passettes élastiques; ce système empêche les instruments de se déplacer, et par conséquent les bistouris et les couteaux ne peuvent s'émousser.

Appareils orthopédiques.

Nouvel appareil à torticolis (fig. 141).

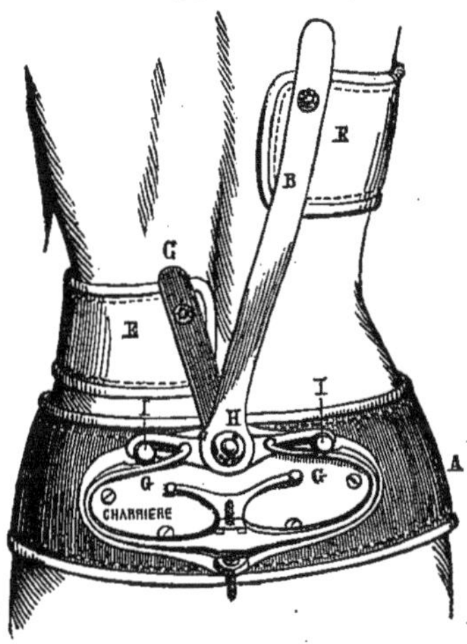

(Fig. 142.)

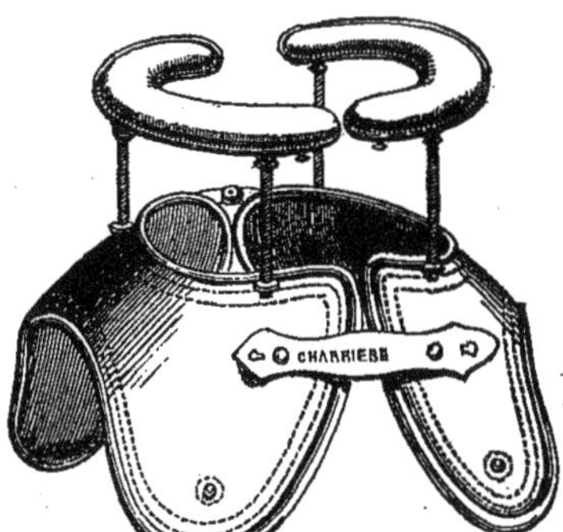

(Fig. 141.)

Ceinture orthopédique à action continue (fig. 142).

Appareil fabriqué d'après les indications de M. Hester, de Boston, et destiné à tenir dans la rectitude normale le tronc qui aurait tendance à se porter en avant. Les points d'appui sont pris au moyen de deux pelotes analogues à celles des bandages herniaires, qui pressent sur les régions inguinales, et de deux autres pelotes qui pressent sur la partie antérieure du moignon de l'épaule.

Divers appareils en métal, à ressort, en caoutchouc, pour suppléer aux muscles paralysés, d'après les indications de M. Duchenne, de Boulogne (fig. 143).

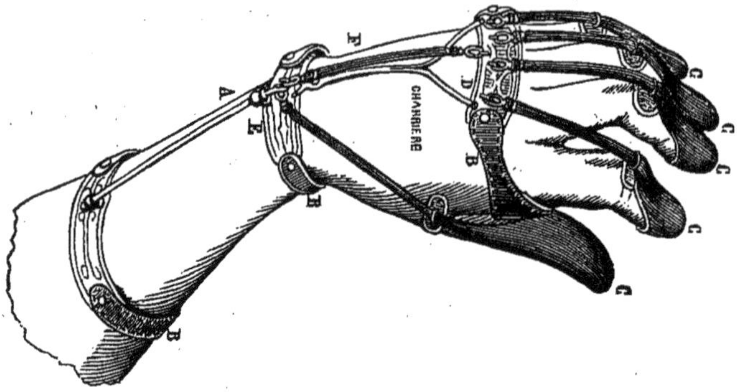

(Fig. 143.)

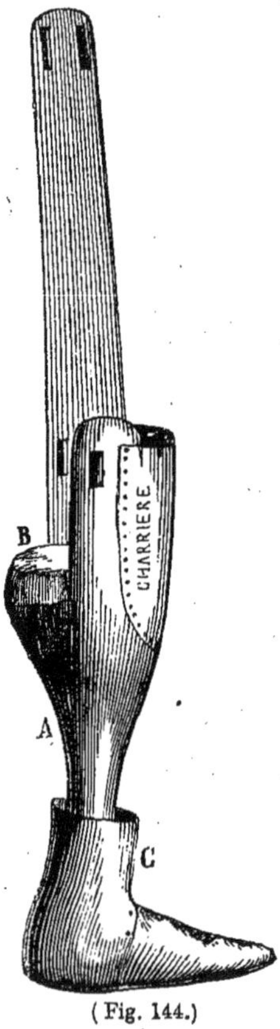

(Fig. 144.)

Divers appareils pour redresser le nez agissant par traction continue.

Appareil redresseur pour les ankyloses des articulations des doigts.

Pied artificiel de M. de Beaufort (fig. 143).

Un bras et une main artificiels.

Ce bras, fabriqué d'après les indications de M. le comte de Beaufort, fonctionne de la manière suivante :

Dans les amputations de l'humérus, le sujet peut faire fonctionner l'articulation du coude de ce bras artificiel par la simple pression d'une pédale placée sous l'aisselle et fixée à la partie supérieure d'un levier. Celui-ci est placé dans l'intérieur du bras et tire sur une chaîne fixée excentriquement à l'avant-bras et le fait fléchir tant que dure la pression.

Dans les amputations de l'avant-bras, la pédale du levier est placée près du coude et dissimulée par la manche du vêtement en pressant la pédale le long du corps. Le levier porte le pouce dans l'abduction, et en continuant la pression il le porte en opposition avec le médius, et l'indicateur lui permet de saisir l'objet et de le presser contre les deux doigts, la pression du pouce est en raison de la puissance exercée sur la pédale. Lorsque le sujet veut abandonner l'objet saisi, il suffit de cesser la pression sur la pédale, le pouce s'ouvre, lâche l'objet et se place seul dans sa position normale.

Fauteuil locomoteur pour les personnes paralysées des membres inférieurs.

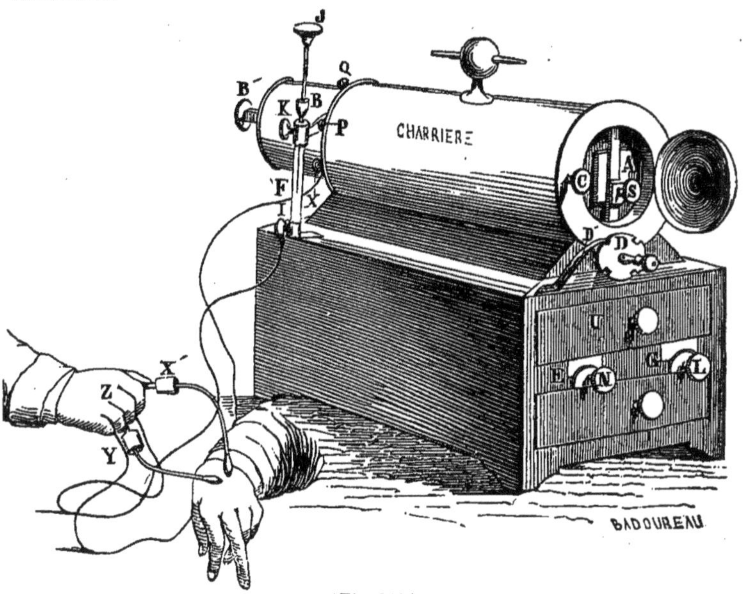

(Fig. 145.)

Appareil électrique de M. Duchenne, de Boulogne, avec d'importantes modifications (fig. 145).

NOTICE

SUR

LES INSTRUMENTS DE CHIRURGIE VÉTÉRINAIRE.

Trousse pour MM. les vétérinaires militaires, modèle type, la première qui ait été fabriquée par ordre du ministre de la guerre, sous la surveillance de M. Raynaud, directeur de l'Ecole impériale vétérinaire d'Alfort, par Charrière. Cette trousse contient quelques pièces nouvelles proposées par Charrière fils.

1 *Bistouri* pointu à châsses tournantes, que l'on nettoie comme une lancette, avec un nouveau point d'arrêt interne qui maintient solidement la lame de l'instrument, qu'elle soit ouverte ou fermée (fig. 11, p. 17).

1 *Aiguille* à bourdonner, avec un autre genre de point d'arrêt qui maintient la lame ouverte ou fermée.

1 *Feuille* de sauge fermant par le même mécanisme.

1 *Pince à pansement.* Cette pince s'allonge à volonté et conserve toute la solidité des pinces à longueur permanente; elle est à mors croisés; ses deux branches s'articulent à l'aide d'un tenon et d'une mortaise. Cette modification permet de démonter l'instrument et d'enlever tous les liquides qui, dans les instruments fixés à l'aide d'une vis, oxydent le métal au niveau de l'articulation (fig. 16, p. 19).

1 *Paire de ciseaux* même mode d'articulation que les pinces à pansement.

1 *Pince à ligature et à torsion.* Le verrou de cette pince s'engage obliquement dans l'intérieur du mors opposé à la plaque, et son sommet arrive jusqu'au voisinage des dents. Ce mécanisme permet non-seulement d'exercer une pression beaucoup plus considérable que celle que l'on obtenait avec les anciennes pinces à torsion, mais encore de serrer, comme ces dernières, une grande épaisseur de tissu

dans toute la longueur des mors. Les anciennes pinces à torsion sont creusées d'une rainure et peuvent servir de porte-épingles. Nous avons conservé cette modification, mais les épingles ne pouvaient être dirigées que dans le sens de la pince. L'énorme pression que nous obtenons à l'aide de notre verrou permet de placer une épingle en travers, et de l'enfoncer dans les tissus transversalement, ainsi qu'on le fait pour la saignée ; enfin une modification faite à la disposition du verrou permet de l'enlever avec la plus grande facilité. On peut ainsi nettoyer complétement la pince, et lorsque le verrou est enlevé, la pince devient une pince ordinaire (voy. fig. 24, p. 23).

Aiguille à séton à trois pièces et munie d'une gaîne protectrice en acier très-simple que nous avons substituée le premier à la gaîne de maroquin.

Les *Aiguilles* à suture sont trempées en ressort.

Le *Porte-pierre*, avec étui en buffle cerclé et goupillé en argent, s'allonge à volonté sans qu'il soit nécessaire d'ouvrir l'étui à réservoir de nitrate. Le porte-nitrate et son coulant sont en argent sans assemblage.

Autrefois le porte-nitrate et son coulant étaient soudés ; il se détruisait rapidement, ainsi que l'étui en ébène cerclé d'ivoire et collé.

Le genre de fabrication de ces instruments est le même que celui des instruments de chirurgie humaine, et malgré leur petit volume, ils ont, pour les opérations, toute la solidité nécessaire à cause de leur trempe en ressort.

Les *passettes de la trousse* sont en tissu élastique. Cette disposition permet de placer des instruments volumineux dans des passettes étroites, et les petits instruments placés dans des passettes qui pourraient paraître trop larges y sont parfaitement maintenus (voy. fig. 7, p. 14).

Le *Fermoir* à touret et à course limitée.

Cette trousse a été fabriquée pour être mise dans la giberne.

Trousse très-complète pour la chirurgie vétérinaire, nouveau modèle par Charrière fils.

Cette trousse est composée, ainsi qu'on le voit dans la liste suivante, d'un nombre bien plus grand d'instruments que les trousses anciennes. Cependant son épaisseur est considérablement réduite.

J'ai remplacé les fourreaux des feuilles de sauge et des rénettes dans lesquelles elles s'oxydaient souvent par des passettes élastiques et des interstices en bois légèrement coniques appelés *chevalets;* ceux-ci sont cloués sur une légère plaque métallique recouverte de sa garniture ordinaire; les trois feuilles de sauge, les deux rénettes et une érigne plate sont maintenues solidement en place sans autre recouvrement que les pattes de la trousse ordinaire, que je réunis par un petit lacet élastique qui se fixe à un bouton.

Nous avons utilisé cette disposition, chevalets et passettes élastiques, pour la confection de trousses portatives d'amputation, et pour placer des bistouris fixes dans les trousses de chirurgie humaine, sans qu'il y ait crainte d'émousser les tranchants.

Enfin, pour diminuer le volume de la trousse, nous avons mis les parties minces en opposition aux parties saillantes, et nous avons placé à la partie moyenne un pliant à deux faces, ainsi que nous l'avions déjà fait pour la chirurgie humaine.

Nous avons appliqué à cette trousse toutes les modifications que nous avons signalées plus haut, et nous y avons placé, outre les instruments perfectionnés que nous venons de décrire, quelques autres, dont nous aurons à nous occuper tout à l'heure.

Composition de la trousse.

1 *Bistouri* pointu, } sur le même manche à petit coulant (modèle Charrière).
1 *Bistouri* long boutonné, }

1 *Bistouri* convexe à châsse tournante et fermant à ressort, avec nouveau point d'arrêt.

1 *Bistouri* à niqueter.

1 *Aiguille* à bourdonner.

2 *Ténotomes*, droit et concave, sur le même manche à petit coulant.

3 *Flammes* sur la même châsse.

3 *Feuilles* de sauge, manches quadrillés.

2 *Rénettes*, manches quadrillés.

1 *Paire de ciseaux* courbes, articulés, à tenon.

6 *Aiguilles* à sutures, trempées en ressort.

1 *Pince* à torsion, à ligature et à porte-épingle, modèle Charrière (1).

1 *Pince* à griffes ou à dents de souris, composée de deux mors se montant sur la pince précédente (1).

1 *Pince* à pansement qui s'allonge à volonté (modèle Charrière) (2).

1 *Pince* à érigne, sans anneaux, se montant sur les anneaux de la pince à pansement (2).

1 *Spatule* cannelée.

1 *Porte-pierre* qui s'allonge à volonté.

2 *Sondes* en plomb.

3 *Lancettes* variées.

1 *Aiguille* à inoculer par ponction, de M. Hulin.

24 *Epingles.*

1 *Plaque* d'écaille, porte-ligature fil ou soie.

1 *Trocart,* modèle Charrière, pour l'intestin.

1 *Trocart* à manche plat et à entonnoir (3).

1 *Trocart* explorateur logé dans le manche du précédent (3).

1 *Erigne* simple.

1 *Erigne* double.

Pour avoir ces deux derniers instruments, il suffit de démonter la pièce à érigne dont les deux branches sont articulées à tenon, et de monter chacune d'elles sur un des anneaux de la pince à pansement (2).

1 *Erigne* à la Javart. Cette érigne se monte également sur un des anneaux de la pince à pansement (2).

1 *Aiguille* à séton, à trois bouts et à gaîne protectrice. (Modèle Charrière.)

(1) La pince à dents de souris se trouve réduite dans la trousse à deux mors que l'on peut, à volonté et instantanément, fixer sur les mors de la pince à torsion. Cette disposition permet d'avoir dans la trousse deux sortes de pinces, sans toutefois en avoir le volume.

(2) Les anneaux de la pince à pansement se démontent avec la plus grande facilité, et peuvent instantanément être fixés aux deux branches de la pince-érigne, qui, dans la trousse, est dépourvue d'anneau et présente par conséquent un volume bien moins considérable. Comme cette dernière pince est articulée à tenon et à mortaise, elle peut être démontée avec la plus grande facilité, et l'on a alors une érigne simple et une érigne double emmanchées l'une et l'autre sur un des anneaux de la pince à pansement. Enfin l'érigne à la Javart que nous avons placée dans cette trousse est également dépourvue d'anneaux, elle doit se fixer comme la pince-érigne sur un des anneaux de la pince à pansement.

(3) Le trocart à manche plat présente plusieurs modifications fort

utiles. Ainsi nous avons supprimé la grande gouttière qui terminait la canule des anciens trocarts et qui n'avait aucune raison d'être, et nous l'avons remplacée par un entonnoir dans lequel on peut facilement engager l'extrémité de la canule de toute espèce de seringue, et sur lequel il est extrêmement facile d'appliquer le doigt pour empêcher l'entrée de l'air ou la sortie du liquide; au point de jonction de l'entonnoir avec la canule, existe une saillie circulaire au moyen de laquelle on fixe solidement la baudruche de M. Reybard. Si on retourne la canule, celle-ci rencontre, vers le manche du trocart, une excavation circulaire qui sert de point d'arrêt et en même temps maintient toujours dans un état de parfaite conservation l'extrémité de la canule qui doit s'appliquer exactement au-dessous de la pointe d'acier du poinçon, et même la remettre dans son état primitif dans le cas où elle aurait été avariée, par une bosselure, par exemple. Enfin la saillie de l'entonnoir au-dessus de la pointe, l'aplatissement du manche ovale plat rendent l'instrument plus portatif et permettent de le loger dans une trousse.

Le manche et le poinçon, jusqu'à une certaine hauteur, sont creux et logent un trocart explorateur dont la canule est établie d'après les mêmes principes.

Trousse d'un très-petit volume, moins complète que la première et fabriquée d'après le même principe.

Caisse réglementaire de chirurgie vétérinaire.

La caisse que j'expose est une des deux caisses de cantine de cavalerie dont j'ai été chargé d'établir les modèles types par la commission d'hygiène au ministère de la guerre. Outre les instruments qui composent cette caisse, et dont suit l'énumération, la commission a bien voulu adopter quelques-uns de nos nouveaux modèles : tels sont les trocarts que nous venons de décrire, nos nouvelles pinces à torsion à verrou démontant, etc.

Tous ces instruments sont établis, ainsi que la caisse, sans autre luxe que celui de la pratique administrative. En un mot, ils sont exposés tels qu'ils sont livrés au ministère pour l'usage des régiments.

La caisse contient les instruments suivants :

2 *Speculum oris,* dits *pas d'âne,* de deux modèles, dont un de M. Brogniez.

1 *Rabot* odontriteur de M. Brogniez pour couper les dents, avec ou sans addition d'une enveloppe en peau, monté à coulisse. Cet ap-

pareil est destiné à empêcher les fragments de dent de tomber dans l'œsophage ou dans la trachée.

1 *Pince* à dent avec point d'appui.

1 *Nouvelle Pince* à dent que je propose aux chirurgiens vétérinaires. Cette pince fait l'extraction pendant que la pression s'exerce sur la dent. A ce système de traction se trouve joint un point d'appui à bascule placé près des mors.

2 *Modèles de Gouge* ou odontriteur dont un fonctionne d'après la méthode de M. Brogniez. M. Gourdon de Toulouse a donné l'idée de ces instruments.

1 *Canule* à trachéotomie démontante et qui se maintient en place sans aucun lien. Cet instrument est très-simplifié et remplit tout aussi bien les indications que les appareils très-compliqués qu'il est destiné à remplacer.

Il est fait d'après les mêmes principes que la canule à trachéotomie que j'ai faite le premier à M. le docteur Richet, pour un malade de l'hôpital Saint-Antoine qui, dans une tentative de suicide, s'était complétement coupé la trachée. Cette canule est composée de deux tubes qui pénètrent l'un dans la partie supérieure de la trachée, l'autre dans la partie inférieure, et qui s'articulent à touret (fig. 84, p. 58).

Instruments divers de chirurgie vétérinaire.

Giberne, modèle type pour MM. les vétérinaires militaires, fabriquée comme la trousse et sous la même direction.

1 *Râpe* pour les dents.

1 *Clef* pour le même usage.

1 *Brûle-queue* monté sur une boîte à cautère, mobile.

1 *Cautère conique* monté comme le précédent.

1 *Canule* conductrice à manche.

1 *Coupe-queue* partie en bois, nouveau modèle.

2 *Trocarts* dont un long, nouveau modèle.

3 *Instruments* de M. Charlier de Reims pour la castration des vaches. (J'ai fait de nombreux essais pour ce médecin.)

3 *Pinces* à crémaillère, de M. Charlier.

1 *Instrument* pour mesurer les pieds des chevaux.

1 *Instrument* pour maintenir les sabots fendus des chevaux.

1 *Lancette à ressort* pour la saignée.

1 *Lancette* autre modèle.

1 *Grande Scie* à dos mobile.
1 *Rénette* à manche en bois de cerf.
1 *Boutoir.*
1 *Sonde* vésicale de M. Brogniez.
1 *Rénette* modèle particulier.
2 *Trocart* de M. Guérin, pour les abcès.
1 *Seringue* à double parachute, de Charrière.
1 *Robinet* à double effet, du même.
1 *Pince* pour la délivrance des chiennes (fig. 145).

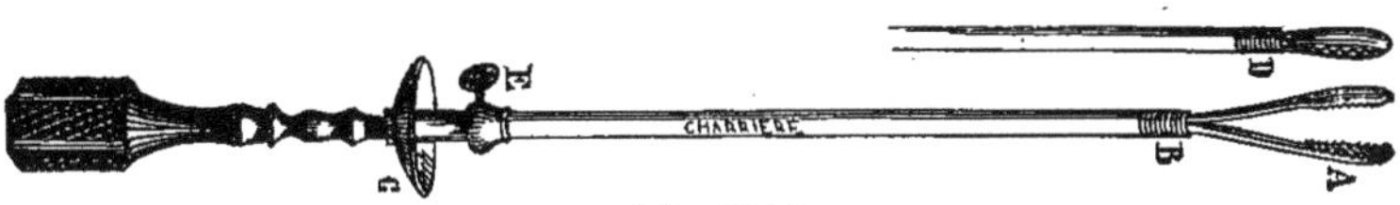

(Fig. 145.)

Cet instrument est à peu près le même que celui de M. Charlier pour la castration des vaches.

1 *Trocart* à bœuf.
1 *Trocart* à mouton.
1 *Boîte* de scalpels.

NOTICE

SUR

LA FABRICATION DE LA COUTELLERIE.

I. Couteaux.

J'ai l'honneur de soumettre à l'appréciation du jury divers modèles de couteaux fermants d'un genre nouveau. Tous ont été faits dans le but : 1° de simplifier la fabrication ; 2° de rendre plus facile le placement de larges lames ou de divers autres objets; 3° de maintenir les lames et les divers objets solidement fixés ouverts ou fermés ; 4° de faciliter le nettoyage.

Pour arriver à ce but, j'ai employé le procédé suivant de fabrication :

Premier modèle. — Cet instrument se compose : 1° d'un pivot circulaire A , fig. 146, fixé sur un des côtés du manche C ; 2° d'une lame fendue au talon D de manière à constituer un ressort. Ce ressort est terminé par un crochet faisant l'office du talon forcé des couteaux ordinaires. Le pivot présente deux échancrures : dans l'une s'engage le crochet du talon-ressort de manière à maintenir l'instrument solidement ouvert ; et si l'on fait tourner la lame autour du pivot , le crochet s'engage dans l'autre échancrure , et l'instrument se maintient fermé.

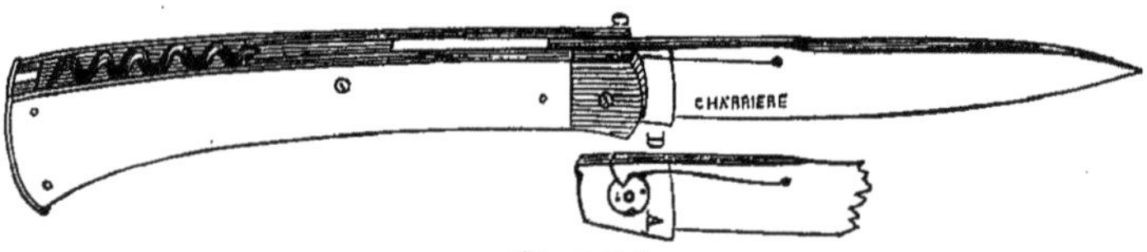

(Fig. 146.)

Le crochet du talon est ajusté parfaitement dans l'une et l'autre de ces échancrures, car le même coup de balancier découpe le pivot et taille le crochet du talon-ressort dans la lame d'acier; ce crochet n'est donc autre chose que la portion de métal prise dans l'échancrure.

Deuxième modèle.—Cet instrument se compose : 1° d'une plaque ovalaire (A, fig. 147) incrustée à chaud dans le manche de l'instrument en écaille ou en corne, et qui présente deux mortaises, l'une supérieure, l'autre inférieure, et entre ces deux mortaises un trou qui doit donner passage au clou, et au-dessous de celui-ci une mortaise semi-circulaire; ces diverses mortaises peuvent être taillées dans une platine; la platine est appliquée alors sur le manche de l'instrument, comme à l'ordinaire. Toutes ces ouvertures, et la plaque elle-même, sont taillées d'un seul coup de balancier; 2° d'une lame (B) dont le talon est très-aminci de manière à constituer un ressort solide en raison de la largeur du talon. Sur une des faces de ce ressort se trouve une saillie qui s'engage dans la mortaise supérieure et maintient l'instrument fermé, ou dans la mortaise inférieure pour maintenir l'instrument ouvert. Dans la mortaise semi-circulaire s'engage un petit clou (C) excentrique, destiné à augmenter la solidité de l'instrument.

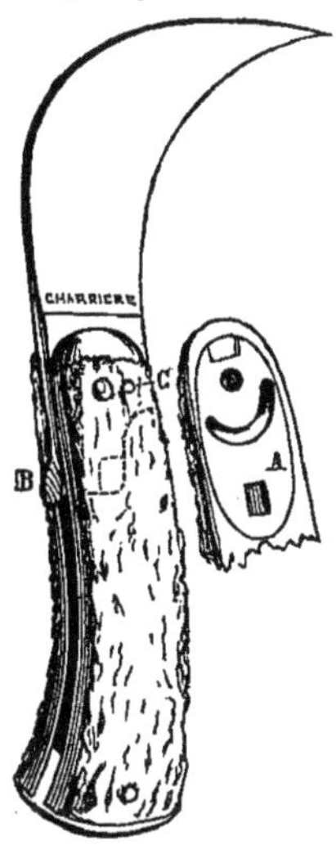

(Fig. 147.)

Le mécanisme de cet instrument est fort simple. L'instrument est-il fermé, il suffit d'appuyer latéralement sur la lentille qui termine le talon pour dégager la saillie de la mortaise supérieure; la lame décrit alors un demi-cercle, et la saillie s'engage naturellement dans la mortaise inférieure, et il est maintenu ouvert. — Est-il ouvert, on le ferme par le même mécanisme en pressant sur la lentille.

Troisième modèle. — Cet instrument se compose : 1° d'une plaque découpée au balancier (A, fig. 148) et présentant une mortaise semi-circulaire (B) semblable à celle du modèle précédent et incrustée de la même manière; la mortaise peut être également taillée dans une platine; 2° d'une lame sur le talon de laquelle est rivé un clou excentrique (C), qui s'engage dans la mortaise; 3° d'un manche mobile, c'est-à-dire dont les deux châsses peuvent être séparées à l'extrémité opposée au talon et maintenues seulement à l'aide d'un touret ou d'un simple clou.

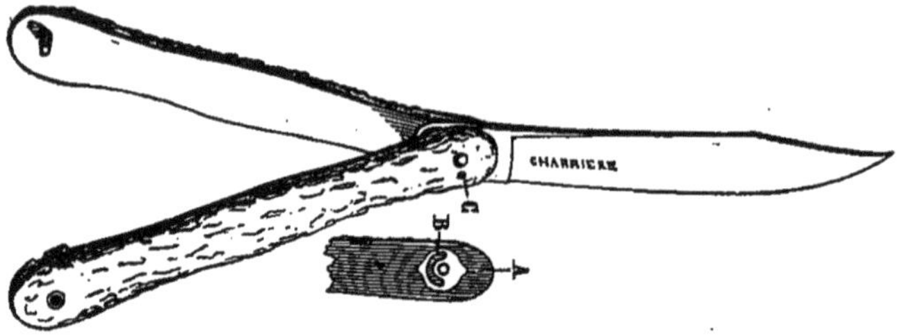

(Fig. 148.)

Le mécanisme de cet instrument est le suivant : l'instrument est-il fermé, on soulève une des châsses avec le bout de l'ongle, on fait tourner les deux châsses autour de la lame, et on les fixe dans une position inverse de celle qu'elles occupaient; l'instrument est-il ouvert, la lame ne peut changer de place, quelle que soit la pression que l'on exerce, car elle est fixée par le petit clou excentrique engagé dans la mortaise demi-circulaire. La présence de ce petit clou empêche aussi l'instrument de s'ouvrir.

Cet instrument, que nous avons appliqué à la coutellerie de poche, est peut-être d'une utilité plus immédiate pour la chirurgie. Le professeur Récamier avait déjà imaginé un bistouri à châsses tournantes, mais son système était trop compliqué et surtout trop dispendieux pour qu'il pût être d'une application usuelle.

Quatrième modèle. — Cet instrument se compose : 1° de deux platines. Dans la partie supérieure de l'une se trouve creusée une mortaise demi-circulaire (fig. 149, A) semblable aux précédentes. Dans la partie supérieure de l'autre se trouve creusé un large trou circulaire B qui doit donner passage à un pivot sur lequel nous allons revenir; 2° d'un ressort fixé sur la face externe de la platine percée du trou circulaire C; 3° d'une lame sur le talon de laquelle se trouve d'un côté, c'est-à-dire sur celui qui regarde l'échancrure demi-circulaire de la platine D, un clou excentrique E semblable aux

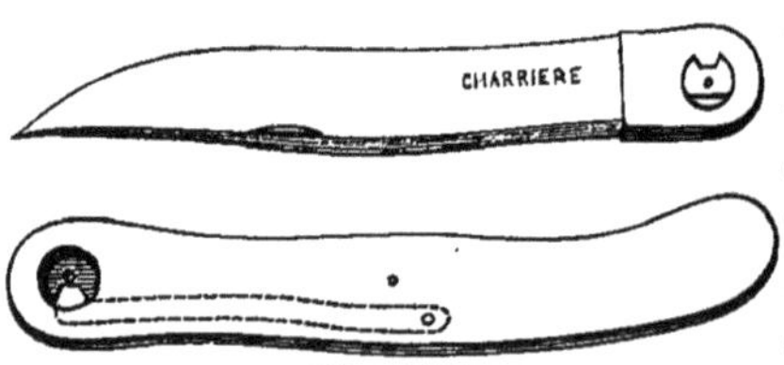

(Fig. 149.)

précédents; sur l'autre, un large pivot qui s'engage dans le trou circulaire de la platine correspondante, et est muni de deux échancrures G, G qui reçoivent le crochet du ressort, que l'instrument soit fermé ou ouvert.

Le mécanisme est des plus simples, il ne diffère de celui des couteaux ordinaires à ressort que par les points suivants qui nous paraissent avoir un grand avantage. 1° Le clou excentrique qui s'engage dans la rainure demi-circulaire maintient l'instrument à lui seul et empêche la trop grande fatigue du ressort ; 2° le ressort n'est pas aussi tendu que dans les couteaux ordinaires, et ne fait pas de saillie en dehors lorsqu'on veut ouvrir ou fermer l'instrument ; 3° la réunion de ces deux points d'appui, le clou excentrique d'une part, le ressort de l'autre, rend ce couteau extrêmement solide, aussi je ne crois pas devoir hésiter à dire qu'il n'existe pas de couteaux aussi résistants ; 4° l'instrument fermé ne présente aucune espèce d'aspérité.

On désigne, dans la coutellerie, sous le nom de *couteau de propreté*, un instrument composé de deux lames articulées à leur talon en forme de charnière à point d'arrêt dorsal, de telle sorte que le point d'appui d'une lame empêche le renversement de l'autre. Lorsque l'instrument est fermé, les deux tranchants se croisent l'un sur l'autre, et les deux dos viennent remplir exactement l'intervalle des deux châsses.

Cet instrument est parfaitement connu ; mais s'il offrait l'avantage incontestable de pouvoir être nettoyé facilement, on lui reprochait avec raison de ne point permettre aux lames la fixité des couteaux dits à talon forcé. Au moyen du mécanisme de l'instrument précédent, moins toutefois la mortaise demi-circulaire qui se trouve remplacée par le point d'arrêt dorsal, nous avons remédié à cet inconvénient en fixant un ressort sur la face externe de chacune des platines, sans perdre aucun des avantages inhérents à l'ancien couteau de propreté.

Tels sont les divers modèles de couteaux que j'ai l'honneur de présenter au jury, et je pense que ces instruments présentent les avantages qui ont été indiqués plus haut.

Les procédés de fabrication sont considérablement simplifiés, 1° par le découpage à l'aide du balancier et de l'incrustation à chaud; 2° en supprimant le ressort ordinaire et en le remplaçant par la mortaise demi-circulaire et le clou excentrique, nous avons pu placer des lames ou des objets très-larges entre les châsses ; 3° en plaçant le ressort en dehors de la platine et pour ainsi dire dans le manche, et en conservant l'articulation par la mortaise demi-circulaire, nous avons considérablement augmenté la force des instruments sans fatiguer le ressort. Comme nous avons supprimé toute espèce de ressort entre les platines, le nettoyage est extrêmement facile, et il n'y a plus de crainte de laisser dans la gouttière formée par les deux platines et les ressorts des anciens couteaux les liquides qui oxydent si rapidement les lames. Enfin, comme il n'existe plus d'entre-deux, il est impossible que la pointe et les tranchants puissent s'émousser, et d'ailleurs le clou excentrique et la mortaise demi-circulaire laissent la lame entièrement suspendue.

Peut-être pourra-t-on objecter qu'une pièce de monnaie peut s'interposer entre les deux lames, mais cette objection ne peut-on pas la faire à tous couteaux de poche ordinaires? Elle disparaît tout aussi bien dans notre couteau à deux lames et à ressort que dans l'ancien couteau de propreté.

II. Ciseaux, sécateurs.

Tous les instruments à deux branches, tels que ciseaux, sécateurs, cisailles, etc., s'articulaient autrefois au moyen d'une vis. Déjà j'ai substitué à ce mode d'articulation, pour les ciseaux de trousse et pour un grand nombre d'instruments de chirurgie, l'articulation au moyen d'un tenon s'engageant dans une mortaise; j'ai généralisé ce mode d'articulation, et l'ai appliqué à tous les instruments analogues.

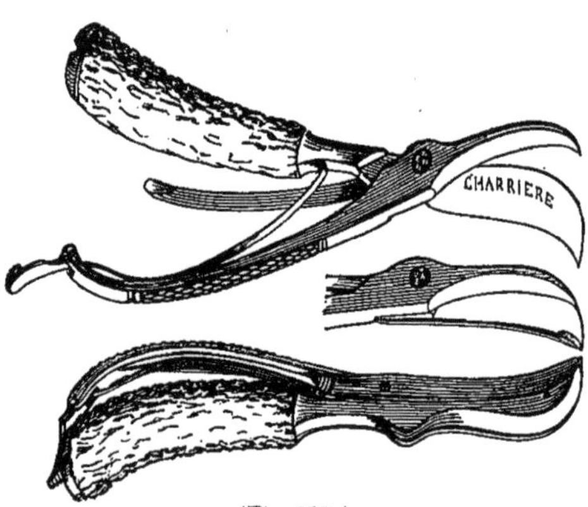

(Fig. 150.)

On avait fait avant moi des *sécateurs-serpettes*, j'ai apporté à cet instrument deux modifications qui, je pense, ont une certaine utilité: 1° au moyen de l'articulation à tenon, il est facile de séparer les deux branches de l'instrument et de se servir de la serpette séparément; 2° le sécateur-serpette était peu portatif, car le tranchant et surtout la pointe de la serpette ne permettaient pas de mettre l'instrument dans la poche; j'ai ajouté à l'instrument une gaîne protectrice qui se place au-devant du tranchant, emboîte la pointe de la serpette de manière à protéger contre toute espèce de blessure. Il suffit d'une seule main pour replier le ressort sur le manche ou le reporter sur le tranchant, fig. 150.

Enfin nous avons fabriqué plusieurs modèles de sécateurs à articulation excentrique. Je n'ai pas besoin d'ajouter que ce procédé permet de couper, non plus exclusivement par la pression, mais en sciant.

Ce mode d'articulation excentrique, si propre à prévenir l'action contondante des tissus, a été apprécié comme il le méritait par les chirurgiens, qui depuis longtemps avaient senti l'avantage des sections en sciant; aussi les ciseaux si compliqués de M. Collin ont-ils été accueillis avec faveur. J'ai fait pour ce point d'articulation ce que j'ai fait pour les tenons, c'est-à-dire que je l'ai généralisé et appliqué à toute espèce de ciseau, cisaille, aussi bien qu'aux sécateurs.

Nous avons fabriqué un sécateur à quatre lames : il porte une serpette, une scie à branche d'arbre, un greffoir et un écussonnier.

III. Articles divers, bois et aciers d'Algérie.

Les instruments dont la nomenclature suit, et que nous avons l'honneur de présenter au jury, offrent moins d'intérêt par leur fabrication que par leur provenance. Ces instruments sont montés en ivoire, en écaille, en buffle, en ébène, quelques-uns sont montés en bois d'Afrique que nous devons à l'obligeance de M. Bouvy. L'importance que prend chaque jour notre colonie d'Afrique nous a fait un devoir d'exposer ici, comme produits de l'Algérie, un certain nombre d'instruments fabriqués avec l'acier fondu de ce pays.

Tels sont :

1° Des couteaux de poche et de table de diverses formes.

2° Couteaux et fourchettes à découper à manche en caoutchouc imitant le bois de cerf.

3° Grands couteaux à jambon.

4° Fourchettes variées.

5° Services de couteaux de table, couteaux jumeaux en tous genres dans des boîtes de gaînerie.

6° Rasoirs semainiers à manche fixe ou se démontant, dans leurs boîtes.

7° Rasoirs par paire, dans des boîtes en caoutchouc.

8° Couteau à gibier.

IV. Nouveau modèle de boîte à ciseaux.

La nouvelle disposition que nous avons donnée aux compartiments de cette boîte, la disposition oblique des lames et la facilité d'engager les compartiments qui les logent les uns entre les autres nous ont permis de placer autant d'instruments à droite qu'à gauche, de cette manière il nous a été possible de mettre dans une boîte peu volumineuse six paires de ciseaux de modèle et de grandeurs différents, et de placer encore dans les parties restées libres les pièces qui se rencontrent habituellement dans les nécessaires de dames.

Nous avons appliqué aux nécessaires de dames, aux nécessaires de toilette, aux nécessaires de voyage, les passettes élastiques depuis longtemps imaginées par nous pour trousses de chirurgien. Cette disposition permet de placer des objets volumineux dans des passettes étroites, et réciproquement. Nous avons de même disposé de semblables passettes dans les portefeuilles.

V. Couteaux de table nouveau modèle.

Couteau de table à lame découpée dans une feuille de tôle et clouée dans un manche en buffle (fig. 151).

Les couteaux de table ont à la base de la lame une mitre qui empêche la lame de porter sur la table. Dans le nouveau modèle que nous avons l'honneur de soumettre à l'appréciation du jury, nous avons remplacé la mitre par une saillie de la partie supérieure du

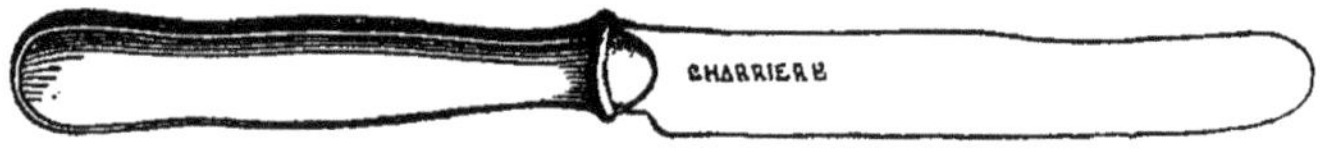

(Fig. 151.)

manche. En outre nous avons fixé la lame à l'aide d'un clou qui traverse le manche près de la partie saillante. La lame est découpée un peu plus étroite qu'elle ne doit être, et élargie par le martelage. Ce mode de fabrication offre les avantages suivants : 1° La mitre du couteau nécessitait un travail spécial qui augmentait le prix de fabrication, et on obtient le même résultat à l'aide de la saillie du manche qui n'exige aucune augmentation dans le prix de revient, puisque le manche est en corne moulée ou en caoutchouc durci; 2° le mode de fixation de la lame sur le manche à l'aide d'un clou est supérieur au procédé de cimentation, car les couteaux peuvent, sans crainte d'être décimentés, être lavés à l'eau chaude. Si enfin, dans les couteaux montés dits à plate semelle, la malpropreté s'engageait entre la plate semelle et les deux portions du manche, cet inconvénient disparaît presque entièrement dans les couteaux fabriqués par notre procédé.

Autre modèle de couteau à lame découpée dans la tôle d'acier. Nous

(Fig. 152.)

faisons une virole à mitre d'une seule et même pièce moulée ou estampée que nous assemblons avec la lame et que nous clouons sur un manche en ébène, etc. Ce système offre tous les avantages du précédent (fig. 152). Il permet, en outre, le choix des manches auxquels on peut donner toutes sortes de formes, que l'on peut faire de toute espèce de substances, ce qui n'existait pas pour le manche en buffle moulé, qui devait nécessairement toujours être le même.

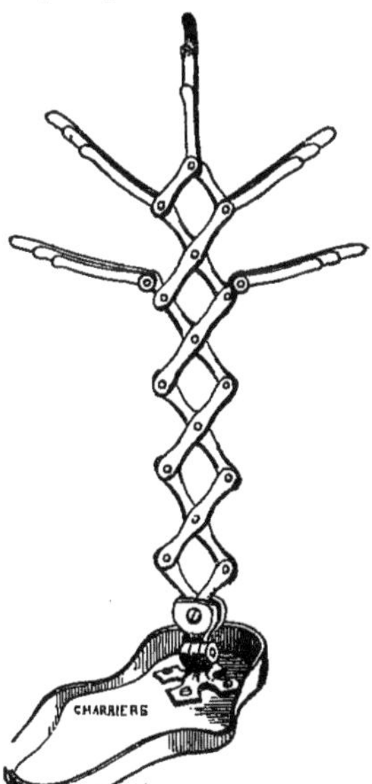

(Fig. 153.)

VI. Porte-cartes.

Deux porte-cartes d'un nouveau modèle pour les personnes qui sont privées d'une main ou paralysées d'un côté (fig. 153).

Ces porte-cartes, à l'aide d'un croisement de branches rivées, s'allongent ou se raccourcissent à volonté, suivant le besoin. Le sommet est terminé par cinq branches munies de trois ressorts chacune. Cet appareil supporte facilement de 12 à 15 cartes. Le porte-carte est placé sur une boîte qui fait l'office de socque, et dans laquelle il peut se replier avec la plus grande facilité, et la disposition des branches croisées permet de le réduire à un très-petit volume.

VII. Articles divers.

Nous terminons cette notice en mentionnant :

1° Trois trousses variées d'outils de jardinage.

2° Une scie à chaîne pour les arbres, à maillons découpés, et faite d'après le modèle des scies à chaîne de chirurgie.

3° Un coupe-cigare nouveau modèle.

4° Un manche à gigot nouveau modèle, à trois branches, à vis de rappel interne.

5° Nouveaux emporte-pièces pour tailler les marques du jeu de piquet (fig. 154).

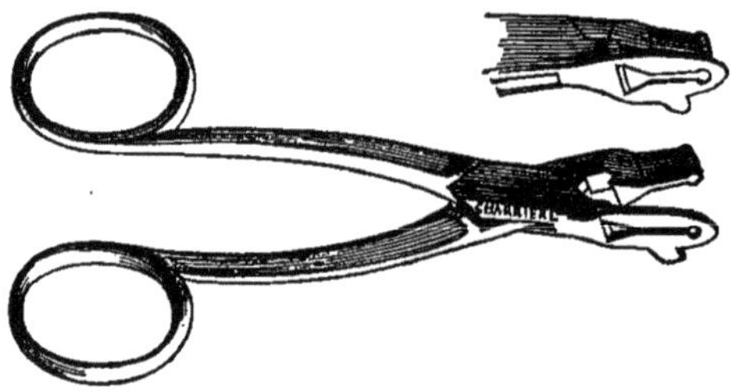

(Fig. 154.)

6° Cisaille pour ouvrir les boîtes à conserves.

7° Un porte-plume pour les personnes qui ont perdu la faculté de fléchir le doigt indicateur, modèle de M. Velpeau.

8° *Deux épées démontantes* pour MM. les inspecteurs généraux, les officiers d'administration, etc.

NOTICE

SUR LES AMÉLIORATIONS

APPORTÉES DANS LA FABRICATION

DE

QUELQUES INSTRUMENTS DE CHIRURGIE

ET

DE COUTELLERIE.

I. Scarificateur de marine.

Lorsque le modèle de cet instrument fut déterminé, voici comment on le fabriquait : on coupait à la cisaille dans la planche de tôle d'acier les lames, puis les talons ; on perçait les 4 trous des rivures au foret ; sur des calibres trempés on façonnait les lames ; les grilles étaient refendues à la lime. Cet instrument ainsi fabriqué était payé à l'ouvrier 4 f. de plus de façon que nous ne le payons aujourd'hui, car les outils à découper permettent, en 6 heures, d'apprêter 24 scarificateurs, c'est-à-dire 216 lames, 216 talons et 24 grilles (sans déchet). Nous avons donc pu livrer au commerce cet instrument à 5 fr. moins cher sans diminuer le salaire de l'ouvrier.

II. Trocarts.

Pour mémoire, parlons de l'ancien modèle des Trocarts à grande gouttière. Nous avons employé de nombreux outils à découper pour les fabriquer plus rapidement. En effet, à chaque coup de balancier il tombait une gouttière toute cambrée et détourée; le fond de la gouttière tombait aussi tout percé et l'encastrement s'étampait en même temps. Tous ces outils sont devenus inutiles par l'invention de notre nouveau trocart à entonnoir, dont il n'est pas nécessaire de décrire ici les avantages. Nos procédés de fabrication nous permettent de livrer celui-ci au commerce au même prix que l'ancien ; en effet, l'entonnoir est lestement repoussé sur le tour, la pointe d'acier est elle-même faite d'un seul coup d'outil. Le manche ovale plat était plus long à exécuter : qu'avons-nous fait ? Nous avons pu, à l'aide de moules de diverses grandeurs, substituer à la sculpture le moulage de la corne ou de l'écaille.

III. Sondes cannelées en argent.

Nous avons le premier confectionné les sondes cannelées en argent d'une seule pièce. Il est parfaitement démontré que celles qui sont fabriquées en deux parties soudées l'une à l'autre ne présentent pas la solidité nécessaire. Voici comment ces sondes étaient fabriquées autrefois. On étirait une barre d'argent à la forge, on étampait le dos de la sonde et on forgeait la tête à plat ; il fallait 12 heures de forge pour 18 sondes et 24 heures pour les limer, enlever au burin la cannelure, détourer la plaque, faire la fente, les finir enfin. Il est facile de se faire une idée du déchet.

A ce procédé de fabrication, long et dispendieux, nous avons substitué le suivant : l'argent en fusion est coulé dans une lingotière couverte, de la largeur de 2 sondes cannelées placées tête-bêche, puis, sous notre laminoir mu par une machine à vapeur, il est laminé à l'épaisseur de la plaque, puis chaque coup de balancier détoure et commence l'embouté d'une sonde, un second outil ou coin étampe à fond la cannelure, un troisième, en pinçant le collet, refoule le métal à la naissance de la cannelure, enfin un quatrième découpe la fente et le trou de la plaque.

Tous ces outils ont, par la percussion, ductilisé le métal; il ne reste qu'à adoucir la sonde pour la polir. En 6 heures, on prépare et découpe 6 douzaines de sondes cannelées, il faut 30 heures pour les limer et les finir, soit 2 douzaines par journée d'ouvrier. Ainsi donc, lorsque autrefois il fallait deux heures pour fabriquer une sonde, aujourd'hui cette fabrication n'exige plus qu'une demi-heure. Enfin le déchet est presque nul.

IV. Trocarts courbes.

Pour confectionner les plaques des trocarts courbes, il fallait deux heures pour forer les trous, détourer la plaque à la lime et faire la gouttière. D'un seul coup de balancier on détoure la plaque, perce le trou et les deux mortaises et on étampe la gouttière ; le travail se trouve donc considérablement réduit.

V. Instruments divers.

C'est encore à l'aide du balancier que nous fabriquons, avec la plus grande rapidité et sans déchet : les oreilles de canule de tire-fond, les embases de sondes à vis, les filières pour mesurer le diamètre des sondes.

Le crochet œsophagien de Graeff est fabriqué par un procédé analogue à l'aide de deux outils qui découpent les pièces qui composent le petit panier, en laissant des points d'attache pour faciliter la soudure.

VI. Tubes en argent sans soudure.

Au moyen d'un moule, nous fondons un lingot d'argent creux que nous étirons au banc sur des mandrins en acier. Nous pouvons faire ainsi des tubes aussi minces de parois et d'un diamètre aussi petit qu'il est nécessaire, pour les aiguilles à bec-de-lièvre, les trocarts explorateurs, par exemple. Ce procédé nous permet encore de confectionner d'une manière plus parfaite : des porte-caustique, des porte-nitrate, et d'autres instruments en contact avec l'azotate d'argent ou d'autres caustiques qui détruisent le cuivre des soudures.

Nous avons le premier fabriqué de la même manière, c'est-à-dire sans soudure et au moyen du tirage au banc, des instruments en aluminium. Nous avons présenté à l'Académie des sciences quatre instruments fabriqués par ce procédé, savoir : deux sondes et deux porte-caustiques, dont un destiné aux voies urinaires; les sondes du même volume et de même épaisseur que les sondes d'argent pèsent 5 grammes au lieu de 18.

VII. Ciseaux de trousse à branches d'argent soudées.

Les branches d'argent des ciseaux étaient autrefois cimentées sur les soies des lames ; la moindre pression ou l'action de la chaleur les détachaient et elles restaient dans la main de l'opérateur. Après de nombreux essais, nous sommes parvenu à les faire adhérer à l'acier en les soudant au feu sans détremper les lames.

VIII. Bras et mains artificiels.

Nous avons à signaler de grandes améliorations apportées dans l'exécution des bras et mains artificiels. Autrefois les articulations du coude et du poignet étaient en bois et simulaient à peu près la jonction de l'humérus avec le radius et le cubitus, ainsi que celle de ces derniers avec le carpe, mais tout cela était d'un poids et d'un aspect désespérants; nous les avons remplacées par de légères articulations en acier, que la ductilité du métal permet de rendre plus légères et plus solides.

Un système simple permet de limiter la flexion. Pour les doigts, il y avait à vaincre un vieux système, les ressorts cassaient trop souvent, et la phalange était séparée de la main. Nous y avons remédié en faisant tous les os de la main avec de l'acier, puis nous avons mis à chaque phalange des ressorts contracteurs spiraux en fil de cuivre et nous recouvrons le tout avec des phalanges en bois. Ces améliorations nous ont permis de conserver la forme des membres et ne nous ont pas fait perdre de vue le point essentiel, la légèreté jointe à la solidité. Des pièces s'adaptent instantanément à la place de la main artificielle, telles que : fourchette, couteau, porte-plume, porte-brosse et rasoir, pince pour tenir un journal, des cartes à jouer, etc.

Nous avons un avant-bras droit dont voici le mécanisme : il est articulé au coude, emboîte l'épaule et ne peut tourner à droite ni à gauche, ainsi que la main artificielle. Le bout du moignon est serré dans un manchon fixé solidement à une tige placée dans la main. A l'extrémité de cette tige sont fixés les contracteurs des doigts. En imprimant au moignon un mouvement de torsion de droite à gauche, la tige fait tirage sur les contracteurs, et les doigts, en se fermant, peuvent tenir un objet que le sujet peut lâcher à volonté en tournant son moignon de gauche à droite, car la tige repousse les contracteurs, qui deviennent extenseurs et font redresser les doigts. Ainsi un invalide, sur qui nous l'avons fait, prenait une plume dans l'encrier et écrivait assez lisiblement.

IX. Jambes artificielles.

C'est sur la légèreté jointe à la solidité qu'il faut insister. En étampant à la forge les montants en forme de gouttière, ils acquièrent beaucoup plus de solidité tout en étant moins épais de parois; les ressorts des pieds, autrefois en paillettes et roulés, ont été remplacés par des ressorts en spirale de fil de cuivre. Ils sont moins cassants.

X. Ceintures hypogastriques.

Nous avons réduit des trois quarts le temps nécessaire à la fabrication de cet appareil. Pour arriver à ce résultat, nous avons imaginé neuf outils qui fonctionnent successivement. Un découpe les trous ou fenêtres de la plaque pour l'alléger, un autre perce et détoure le disque, un troisième détoure et perce les supports, un quatrième découpe la plaque de cuivre, un cinquième perce la brisure, et un sixième en détoure le bout, deux autres découpent et percent les supports de brisure, une filière à chariot taraude l'engrenage de la noix.

XI. Scies à chaîne, aiguilles, engrenages articulés de céphalotribes.

Les scies à chaîne étaient faites autrefois entièrement à la main, puis les Anglais ont tiré de Genève des chaînes de pendule dans lesquelles ils taillaient les dents de la scie. Ce procédé était à la vérité plus économique, mais l'instrument devenait défectueux; car le trou des goupilles qui était au centre du maillon dans la chaîne de pendule se trouvait réellement déplacé par le fait de l'enlèvement d'une portion de métal pour tailler les dents de la scie; alors les maillons n'avaient plus une solidité suffisante et la scie cassait. Mon père a eu l'heureuse idée de faire des outils à découper des maillons à trous excentriques, de telle sorte qu'après avoir taillé les dents le trou était encore au milieu du maillon en partant du fond de la dent. J'ai encore perfectionné cette fabrication en faisant un outil spécial pour découper le maillon du milieu, dont le trou, plus grand que les autres, devait être agrandi à la main.

Le manche à étau, que mon père a fabriqué sur l'indication de M. Manrique, présentait bien quelques avantages, mais il fallait encore apporter la plus grande attention pour ne pas imprimer à la scie un mouvement de torsion qui pouvait la faire rompre, c'est alors que j'ai imaginé les manches tournants, qui font disparaître une des causes de rupture.

Les aiguilles à passer la scie, faites autrefois entièrement à la lime, sont découpées. Il en est de même du chas de l'aiguille et des attaches de la scie.

Ces diverses modifications nous ont permis d'employer deux tiers moins de temps pour la fabrication des scies à chaîne, et nous avons eu des instruments beaucoup plus solides. Par nos procédés nous pouvons faire des scies à chaîne de trois grosseurs différentes.

XII. Tourniquets.

Il n'a pas fallu faire moins de huit outils à découper pour abréger le travail nécessaire à la fabrication des tourniquets. Un outil détoure la plaque, un autre en perce d'un seul coup tous les trous pour coudre la pelote ainsi que ceux des rivures des passettes, un autre découpe la passette, un autre la cambre juste, avantage inappréciable, car l'irrégularité de la cambrure amenait de mauvaises rivures. Les autres pièces sont moulées. La fabrication de cet instrument exige moitié moins de temps que par le passé.

XIII. Fermoirs de caisse et de trousse.

Les tourets ou fermoirs de cloisons de caisse ont remplacé les verrous; les tourets de trousse, dont j'ai limité la course, et qui ont remplacé le verrou à ressort, sont exactement fabriqués d'après les mêmes principes que les tourniquets.

XIV. Forge.

On étampe à la forge des embases d'instruments de tous genres, tels que clefs et instruments à dents, porte-rugine, couteaux lenticulaires, les érignes, crochets de clefs et instruments à dents, etc.

L'étampage dégage assez l'instrument pour que le limage soit considérablement réduit. La plupart de ces instruments étaient fort peu payés, et nécessitaient pour leur fabrication un temps fort long employé à limer; aussi existe-t-il une économie considérable de temps et de lime, qui a tourné complétement à l'avantage des ouvriers.

XV. Pinces à torsion.

Après que l'acier a été forgé, un coup de balancier découpe la pince; les trous et la mortaise sont ensuite percés. Un autre outil détoure et perce les trous de rivure des entre-deux, un autre perce et détoure le patin, enfin un cinquième perce le ressort. La précision avec laquelle se rapportent toutes ces pièces permet de faire mieux et à moins de frais.

XVI. Brise-pierre à écrou brisé.

Les tubes des premiers brise-pierres faits en France et en Angleterre ont été peu solides. Ils étaient formés de deux valves creusées à droite et à gauche. Plus tard on les creusa dans la masse sur le tour à chariot, mais le métal coupé en divers sens est loin de valoir le tube de tôle d'acier tiré au banc. Il en est de ces tubes comme d'une lame de tranchant ou d'un ressort qui serait pris dans une barre d'acier amincie à la lime. Il est incontestable que ceux-ci seraient loin d'avoir la qualité des mêmes pièces préparées par le martelage et qu'il ne resterait plus qu'à polir. Aussi le tube d'acier que mon père a employé le premier est-il préférable et moins dispendieux de fabrication.

Il en est de même des cathéters, qui étaient autrefois péniblement creusés à la lime dans la masse, et qui étaient loin d'avoir la régularité qu'ils ont aujourd'hui.

XVII. Amygdalotomes.

Nous avons adapté à l'amygdalotome ancien une grande, une moyenne et une petite lunette : les chirurgiens ont donc à leur disposition trois instruments au lieu d'un seul.

Nous avons fabriqué des outils de découpage qui taillent de grandes, de moyennes et de petites lunettes, de grandes, de moyennes et de petites lames, et l'économie de temps, la moindre quantité de déchet nous ont permis de livrer cet instrument à un prix à peine supérieur à celui de l'instrument simple.

XVIII. Instruments à tenons.

Nous croyons devoir mentionner ici l'application que nous avons faite du tenon à deux ailes aux ciseaux, pinces, tenettes, et à d'autres instruments dont le démontage est nécessaire. Il offre plus de simplicité de travail que le tenon à trois ailes décrit et figuré dans notre brevet et que nous avons abandonné ; il a cet avantage incontestable qu'il permet aux branches de l'instrument de rester assemblées dans une plus longue course.

XIX. Trempe.

La trempe en ressort est maintenant chez moi appliquée à tous les instruments en acier. Trempé ainsi, un instrument est plus léger, plus délicat et plus solide. Il en est de même des appareils orthopédiques, où la légèreté est aussi essentielle que la solidité.

Nous faisons usage pour la trempe d'un procédé qui, jusqu'à présent, n'avait pas encore été employé dans la coutellerie ; il consiste à verser par un robinet une quantité d'eau qui peut être graduée à volonté afin d'avoir toujours une température constante.

XX. Hygiène.

Nous noterons encore le ramollissement de l'ivoire par l'acide hydrochlorique étendu d'eau que mon père a le premier mis en pratique dans les instruments de chirurgie, tels que sondes, bougies, canules anales, bouts de biberons, etc.

XXI. Trousses à scalpels.

Nous n'insisterons pas sur l'avantage qu'offre la substitution de cette trousse à l'antique boîte de bois à scalpels, nous ne nous arrêterons que sur la simplicité du mode de fabrication, qui nous permet de les livrer à un prix très-réduit. Dans une planche de zinc, on découpe le coffret; il est ensuite étampé de deux coups de balancier; les chevalets sont aussi découpés de la même manière.

Notons encore que les limes à cors sont identiquement fabriquées par le même procédé.

Pendant l'impression des premières feuilles de cette notice, nous avons fait exécuter dans nos ateliers quelques instruments nouveaux qui n'ont pu être classés avec les instruments analogues. Nous signalerons les plus importants.

Appareil qui permet de descendre dans les endroits méphitiques. Il se compose de trois tubes : l'un s'applique sur la bouche par une embouchure, en prenant un point d'appui sur l'occiput : il est muni d'un pince-nez; des deux autres, l'un prend l'air du dehors pour l'inspiration, l'autre rejette l'air expiré. Au point de réunion de ces trois tubes se trouvent deux soupapes mobiles semblables à celles de nos appareils à chloroforme.

Porte-caustique de M. Roux (de Brignolles), destiné à la cautérisation de la prostate. Cet instrument se compose d'une sonde en argent (fig. 155) cloisonnée et terminée par deux pavillons; le compartiment situé dans la concavité de l'algalie s'ouvre par un œil arrondi à l'extrémité de la courbure; sur la convexité se trouve une fente A à travers laquelle on peut mettre le caustique en contact avec la prostate. Le caustique est renfermé dans une cuvette B portée par un mandrin.

Urétrotome de M. Mercier. Cet instrument se compose d'une sonde munie d'un conducteur I J ou K, rigide ou flexible pour en faciliter l'introduction et pourvue d'une olive plate (fig. 156). Celle-ci renferme une lame que l'on peut faire saillir d'avant en arrière B de manière à faire deux incisions latérales, pour faciliter l'introduction de l'olive derrière le rétrécissement. Cela fait, on pousse l'olive derrière le rétrécissement et on pratique une incision d'arrière en avant en faisant basculer la lame latéralement B; on graduе la saillie de la lame en écartant la virole E de la virole G; la

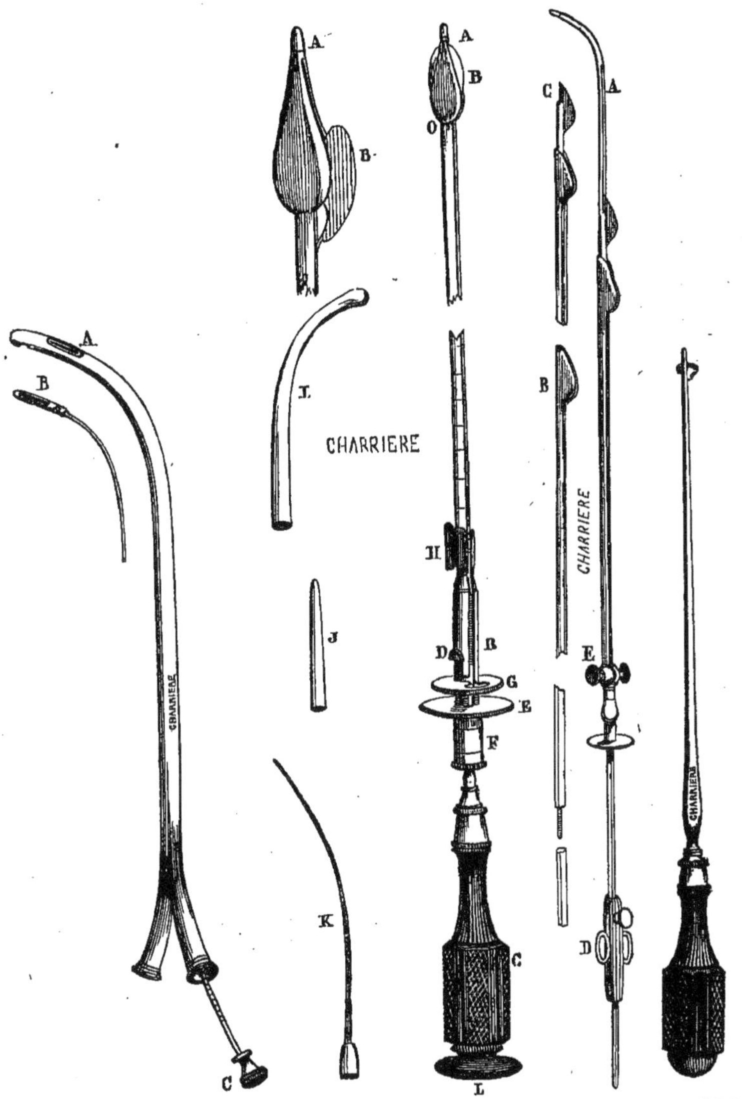

(Fig. 155.) (Fig. 156.) (Fig. 157.) (Fig. 158.)

première devient libre quand on a dévissé d'une quantité suffisante la virole F. H est un curseur qui peut donner la hauteur du rétrécissement. D est un point d'arrêt qui s'appuie sur la virole G, pour empêcher la lame de basculer, ou sur la virole E, pour limiter la saillie.

Urétrotome de M. Ricord. Cet instrument se compose d'un cathéter cannelé A (fig. 157), d'une gaîne à olive B qui renferme une lame C. Pour se servir de cet instrument, on introduit d'abord le cathéter, qui franchit le rétrécissement, puis on engage par son extrémité libre la gaîne et la lame qui s'y trouve renfermée. L'olive de la gaîne rencontre le rétrécissement ; on fixe le cathéter sur la gaîne à l'aide de la vis de pression E, et on fait saillir la lame, qui coupe le rétrécissement d'avant en arrière. L'avantage de cet instrument est d'être toujours mousse quand on l'introduit dans l'urètre ou quand on le retire.

Lithotome mousse ou pointu, à volonté, au moyen d'une gaîne à coulisse et muni d'une canule évacuatrice à robinet, par M. Demarquay.

Crochet de M. le professeur Galli, de Lucques, pour extraire les épingles doubles à cheveux de la vessie. Cet instrument, d'une grande simplicité, peut être fabriqué par tout le monde (fig. 158).

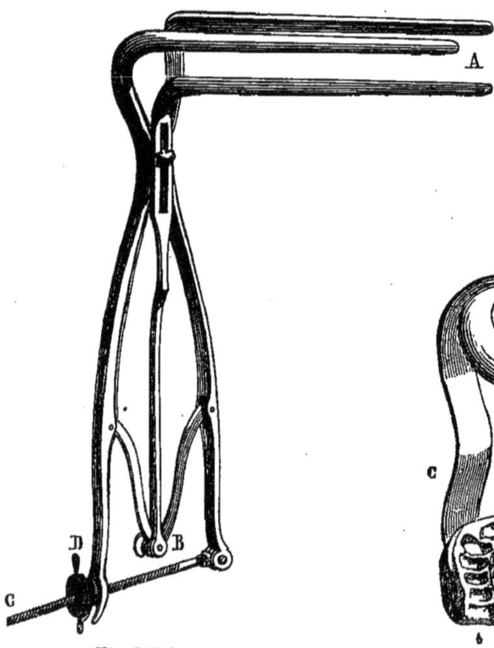

(Fig. 159.)

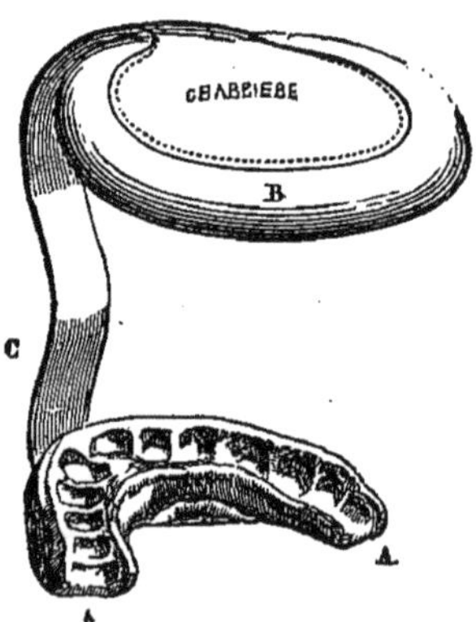

(Fig. 160.)

Dilateur du rectum à branches parallèles, de M. Demarquay (fig. 159).

Speculum de M. le professeur Piorry, dont l'embout forme pince porte-charpie.

Ophthalmoscope de M. Desmarres; le cristal étamé a été remplacé par l'acier poli.

Appareil de M. Morel-Lavallée pour maintenir réduites les fractures de la mâchoire inférieure. Il se compose d'une plaque en gutta-percha (fig. 160) moulée exactement sur les dents, d'une plaque servant de point d'appui et qui s'applique sur le menton, enfin d'un ressort qui réunit ces deux pièces.

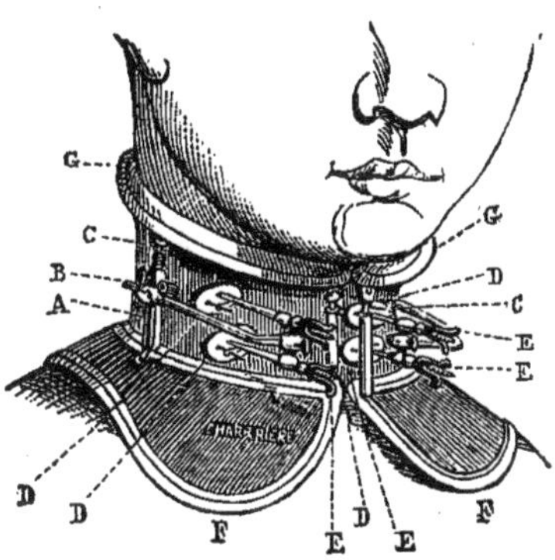

(Fig. 161.)

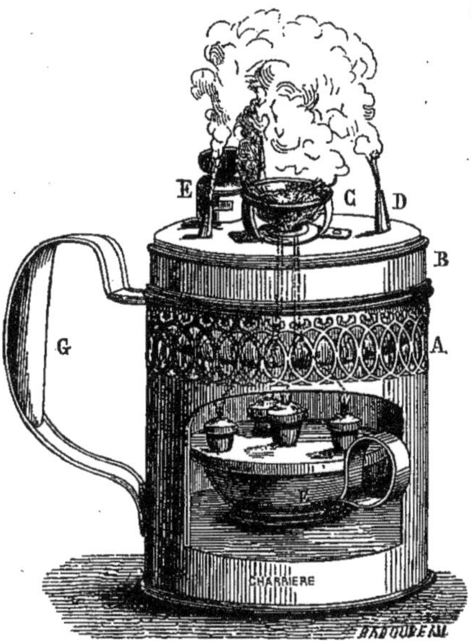

(Fig. 162.)

Appareil à torticolis, de M. le professeur Nélaton, avec pelotes compressives pour les carotides (fig. 161).

Nouveau modèle de jambe artificielle à l'aide duquel un amputé de la jambe au lieu d'élection peut mouvoir l'articulation du genou.

Appareil à bains de vapeur et à fumigations de cinabre, de M. le docteur Langlebert, fabriqué sur la demande de M. Mounier. Il se compose d'un récipient B (fig. 162) qui contient de l'eau et perforé au centre pour laisser passer la flamme d'une lampe à alcool. Au-dessus de la perforation est placée une cuvette C qui contient le cinabre. Le récipient présente trois ouvertures qui laissent passer la vapeur.

Nous avons réuni le *tube laryngien* aux sondes d'homme et de femme afin que cet instrument tienne moins de place dans les trousses et surtout dans celles des sages-femmes (fig. 163). Le tube a été articulé à la sonde au moyen de notre système, dont on a su si bien apprécier la solidité. Nous avons considérablement réduit le volume des tubes laryngiens et fait de plus petites embouchures, car nous avons reconnu l'inutilité du volume de l'entonnoir qui se prolonge outre mesure; enfin, l'instrument est moins exposé à s'écraser dans la trousse.

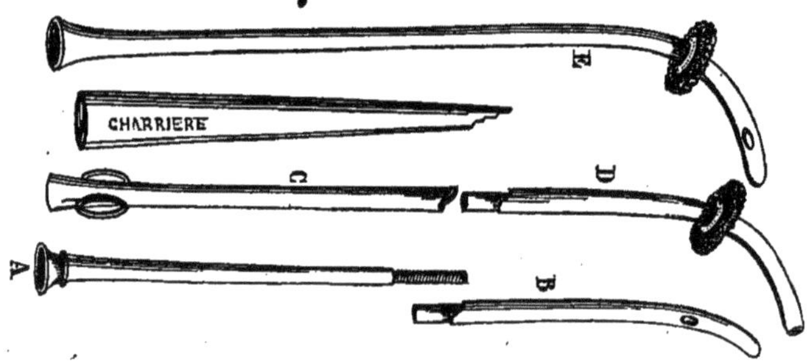

(Fig. 163.)

A la *filière millimétrique* que nous avons publiée page 44 de grandeur, nous avons ajouté une plaque à coulisse A B C qui permet de mesurer exactement les pièces méplates ou de toute autre forme, ce que M. Arnot avait déjà tenté de faire au moyen d'une filière en forme de compas (fig. 164).

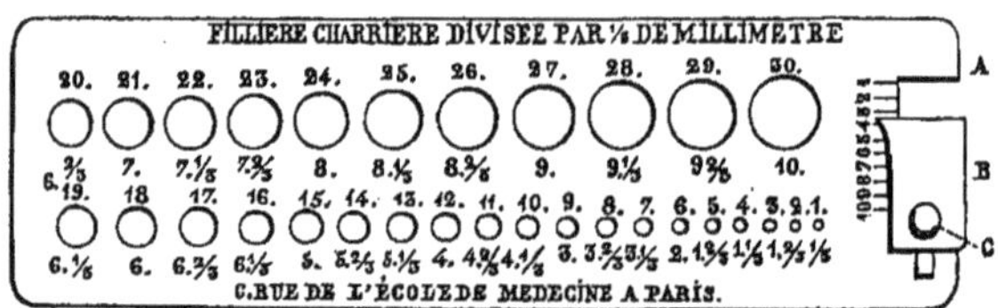

(Fig. 164.)

Nous n'avons pas besoin de rappeler que notre filière est faite à l'emporte-pièce, que par conséquent elle est toujours parfaitement calibrée et que la division par tiers de millimètre permet d'avoir toujours facilement la circonférence des sondes, qui augmentent par conséquent de 1 millimètre d'un numéro à l'autre.

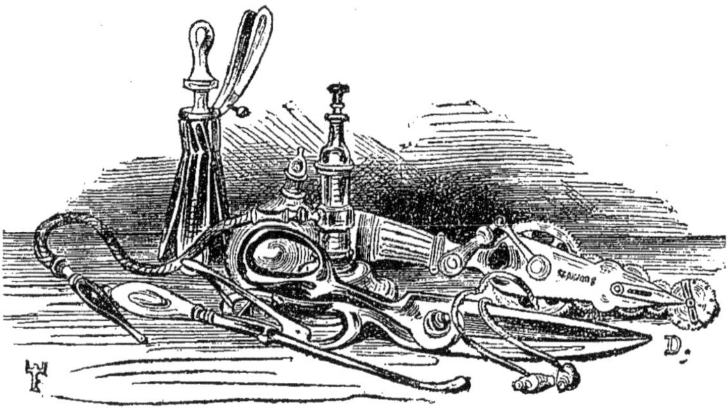

PARIS. TYPOGRAPHIE HENRI PLON, RUE GARANCIÈRE, 8.

www.ingramcontent.com/pod-product-compliance
Ingram Content Group UK Ltd.
Pitfield, Milton Keynes, MK11 3LW, UK
UKHW021108290826
14628UKWH00014B/1243

9 782019 656225